Th. Dietlein, G. K. Krieglstein, P. Wiedemann

Glaukom und Makula 2010

Th. Dietlein, G. K. Krieglstein, P. Wiedemann

Glaukom und Makula 2010

Mit 109 Abbildungen und 3 Tabellen

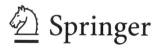 Springer

Prof. Dr. Th. Dietlein
Universitäts-Augenklinik
Kerpener Str. 62
50924 Köln

Prof. Dr. G. K. Krieglstein
Universitäts-Augenklinik
Kerpener Str. 62
50924 Köln

Prof. Dr. P. Wiedemann
Universitätsklinikum Leipzig AöR
Klinik und Poliklinik für Augenheilkunde
Liebigstr. 10–14
04103 Leipzig

ISBN 978-3-642-22053-1 Springer Medizin Verlag Heidelberg

Bibliografische Information der Deutschen Nationalbibliothek
Die Deutsche Nationalbibliothek verzeichnet diese Publikation in der Deutschen National-
bibliografie; detaillierte bibliografische Daten sind im Internet über http://dnb.ddb.de abrufbar.

Springer Medizin
Springer-Verlag GmbH
Ein Unternehmen von Springer Science+Business Media
springer.de

© Springer Medizin Verlag Heidelberg 2011

Planung: Diana Kraplow, Heidelberg
Projektmanagement: Diana Kraplow, Heidelberg
Copy-Editing: Silvia Göhring, Heidelberg
Cover-Design: deblik Berlin
Satz, Zeichnungen und Reproduktion der Abbildungen:
Fotosatz-Service Köhler GmbH – Reinhold Schöberl, Würzburg

SPIN 80072799

Gedruckt auf säurefreiem Papier   5141/18 – 5 4 3 2 1 0

Vorwort

Im November 2010 wurde in Leipzig ein gemeinsam von Retinologen und Glauko-matologen konzipiertes Treffen veranstaltet mit dem Ziel, die sich in den letzten Jahren z. T. rasant entwickelnden klinischen und wissenschaftlichen Erkenntnisse aus den beiden Teilbereichen Netzhaut und Glaukom zusammenzuführen und mit den praktisch tätigen Ophthalmologen zu diskutieren.

Danken möchten wir der Firma Pfizer und ihren Mitarbeiter/innen, durch de-ren tatkräftige und immer hilfsbereite Unterstützung das Treffen und die Herstel-lung dieses Buches möglich wurden.

Um die Inhalte dieses augenärztlichen Treffens einem größeren Kreis der in der Ophthalmologie Tätigen zugänglich zu machen, haben die Vortragenden die Ihnen nun vorliegenden Buchbeiträge verfasst.

Viele interessante neuere Ansätze sind zwar seit Jahren bekannt (u. a. beispiels-weise auch die Neuroprotektion beim Glaukom), werden in diesem Buch aber von ausgewiesenen Experten kritisch hinterfragt, sodass eine praktische Einordnung ihres Wertes im Alltag unserer klinischen Arbeit möglich ist.

Wir hoffen, dass auch die wissenschaftlich Interessierten in diesem Buch das ein oder andere Kapitel finden werden, das ihnen neue Informationen auf den verschie-denen Gebieten der Augenheilkunde oder gar Anstoß zu eigenen Fortentwicklungen gibt.

Prof. Dr. Th. Dietlein   *Köln, im Januar 2011*
Prof. Dr. G. K. Krieglstein
Prof. Dr. P. Wiedemann

Inhaltsverzeichnis

Autorenverzeichnis

Dr. med. Florian Alten
Universitätsklinikum Münster
Klinik und Poliklinik für Augenheilkunde
Domagkstr. 15
48149 Münster
nicole.eter@ukmuenster.de

Dr. med. Klio Ai Becker
Klinikum Chemnitz gGmbH
Klinik für Augenheilkunde
Flemmingstr. 2
09116 Chemnitz

Dr. med. Ralf Blank
Gesundheits- und Pflegezentrum Rüsselsheim
II. Medizinische Klinik
August-Bebel-Str. 59
65428 Rüsselsheim
blank@gp-ruesselsheim.de

Priv.-Doz. Dr. med. Andreas G. Böhm
Augenklinik im Elblandklinikum Radebeul
Heinrich-Zille-Str. 13
01445 Radebeul
Andreas.Boehm@elblandkliniken.de

Prof. Dr. med. Katrin Engelmann
Klinikum Chemnitz gGmbH
Klinik für Augenheilkunde
Flemmingstr. 2
09116 Chemnitz
k.engelmann@skc.de

Prof. Dr. med. Carl Erb
Schlosspark-Klinik
Abteilung für Augenheilkunde
Heubnerweg 2
14059 Berlin
Carl.Erb@schlosspark-klinik.de

Prof. Dr. med. Nicole Eter
Universitätsklinikum Münster
Klinik und Poliklinik für Augenheilkunde
Domagkstr. 15
48149 Münster
nicole.eter@ukmuenster.de

Priv.-Doz. Dr. med. Stephan Kremmer
Springestr. 6
45894 Gelsenkirchen
stephan.kremmer@arcor.de

Prof. Dr. med. Wolf Lagrèze
Universitätsklinikum Freiburg
Universitätsaugenklinik
Killianstr. 5
79106 Freiburg
wolf.lagreze@uniklinik-freiburg.de

Dr. med. Georg Spital
Augenabteilung am
St. Franziskus-Hospital Münster
Hohenzollernring 74
48145 Münster
gspital@arcor.de

Priv.-Doz. Dr. med. Hagen Thieme
Augenklinik der Johannes-Gutenberg-
Universität Mainz
Langenbeckstr. 1
55131 Mainz
thieme@augen.klinik.uni-mainz.de

Priv.-Doz. Dr. med. Christian Vorwerk
Otto-von-Guericke-Universität Magdeburg
Universitätsaugenklinik
Leipziger Str. 44
39118 Magdeburg
christian.vorwerk@med.ovgu.de

Glaukom-5-Stufen-Modell nach Nickells

A.G. Böhm

In den letzten Jahren gab es eine Vielzahl von neuen Erkenntnissen zur Pathogenese des Glaukoms. Robert W. Nickells hat in einer Übersichtsarbeit, die 2007 im Canadian Journal of Ophthalmology publiziert wurde, Erkenntnisse aus aktuellen Publikationen zusammengetragen, um den Krankheitsverlauf des Glaukoms zu veranschaulichen. Das sog. Glaukom-5-Stufen-Modell wird im Folgenden vorgestellt. Basierend auf den Erkenntnissen wird dargestellt, zu welchem Zeitpunkt welche diagnostische Untersuchung am sinnvollsten erscheint (◨ Tabelle 1.1).

Das Glaukom ist eine multifaktorielle Erkrankung. Mittlerweile ist eine Vielzahl von Risikofaktoren bekannt, die die Entstehung eines Glaukoms begünstigen. Neben dem erhöhten Augeninnendruck (IOD), der nach wie vor den wichtigsten Risikofaktor für die Glaukomerkrankung darstellt, spielen insbesondere ein fortgeschrittenes Alter, eine dünne Hornhaut, eine verminderte Dämpfungskapazität (geringe Hysteresis), Migräne, nächtliche arterielle Hypotonie, Vasospasmen (Raynaud-Syndrom), Vaskulopathien (Arteriosklerose), Schlafapnoe, eine hohe Myopie und Autoimmunerkrankungen eine Rolle. Bei solch zum Teil recht unterschiedlichen Faktoren stellt sich die Frage, wie all diese Faktoren zu einer Schädigung des Sehnerven führen.

Wenn wir uns die Glaukomdefinition vergegenwärtigen, wie sie 2008 in den Richtlinien der europäischen Glaukomgesellschaft publiziert wurde, so steht dort:»Offenwinkelglaukome sind chronische, progressive Sehnervatrophien mit gemeinsamen charakteristischen morphologischen Veränderungen am Sehnervenkopf und der retinalen Nervenfaserschicht ohne andere okuläre oder kongenitalen Anomalien. Fortschreitender Verlust von retinalen Ganglienzellen und progressive Gesichtsfelddefekte gehen mit diesen Veränderungen einher.«

Bei der Glaukomerkrankung handelt es sich also um eine Optikusneuropathie. Der Sehnerv selbst ist nichts anderes als die Bündelung der Axone der retinalen Ganglienzellen auf ihrem Weg zu den höher geordneten Verarbeitungszentren. Demnach nehmen die Ganglienzellen eine zentrale Rolle in der Glaukompathogenese ein. Da die Ganglienzellen für die Sehfunktion von großer Bedeutung sind, ist es sehr wichtig, dass die Ganglienzellen mit Substanzen versorgt werden, die für das Wohlergehen und die Funktion der Zellen erforderlich sind. Eine wichtige Substanzgruppe, die für die Integrität der Ganglienzellen erforderlich ist, ist die Gruppe der Neurotrophine. Diese Neurotrophine werden in den höheren Sehzentren, wie dem Corpus geniculatum laterale, gebildet und über sog. retrograden Transport über die Axone zum Zellkörper der Ganglienzellen transportiert. Bei den Ganglienzellen gibt es eine Art Gleichgewicht zwischen sog. Überlebensfaktoren, wie z. B. den Neurotrophinen und sog. Todesfaktoren. Wird das Gleichgewicht z. B. durch einen Mangel an Neurotrophinen in Richtung der Todesfaktoren verschoben, kommt es zur Auslösung des sog. programmierten Zelltods, der Apoptose. Bei der

◨ **Tabelle 1.1** Diagnostikverfahren im Verlauf des Glaukoms. Dargestellt ist, in welcher Stufe pathologische Befunde (dargestellt mit X) zu erwarten sind. *GDx* Laserpolarimeter, *HRT* Heidelberg Retina Tomograph, *FDT* Frequenzverdopplungsperimeter, *W/W-GF* Weiß/Weiß-Perimeter

	GDx	OCT	HRT	FDT	W/W-GF
Stufe 1	–	–	–	–	–
Stufe 2	X	(X)	(X)	–	–
Stufe 3	X	X	X	X	–
Stufe 4	X	X	X	X	X
Stufe 5	X	X	X	X	X

Apoptose kommt es zu einer Kondensation des Chromatins und einer Fragmentierung der DNA. Die Zelle schrumpft und wird mit einer geringen Entzündungsreaktion abgebaut. Wenn der Prozess der Apoptose erst einmal gestartet wurde, ist es recht schwierig, diesen Prozess zu stoppen. Bei der Apoptose handelt es sich um einen sehr komplexen Vorgang. Hierbei spielen unter anderem erhöhte intrazelluläre Kalziumspiegel, eine Schädigung der Mitochondrien und Aktivierung von Kaspasen eine wichtige Rolle.

Das 5-Stufen-Modell besteht aus den Stufen:

- Gliaaktivierung,
- axonale Degeneration,
- primäre Ganglienzellapoptose,
- sekundäre Ganglienzellapoptose,
- gliale Vernarbung.

1. Stufe: Gliaaktivierung

Ein erhöhter Augeninnendruck führt zu einer Aktivierung der Gliazellen (◙ Abb. 1.1). Eine Aktivierung der Gliazellen bedeutet, dass die Zellen geschädigt werden und z. B. andere Proteine bilden. Hierbei muss der IOD nicht absolut erhöht, sondern kann relativ zu hoch sein. In diesem Zusammenhang kann man sich gut vorstellen, dass viele der Risikofaktoren für ein Glaukom zu einer erhöhten Empfindlichkeit auf den Augeninnendruck führen (◙ Abb. 1.2).

Glia ist ein Sammelbegriff für strukturell und funktionell von den Neuronen abgrenzbare Zellen im Nervengewebe. Sie wurden von Rudolf Virchow Mitte des 19. Jahrhundert entdeckt. Er nahm an, dass die Gliazellen vorwiegend eine Stütz- und Haltefunktion haben. Der Name leitet sich aus dem griechischen Wort für »Leim« ab. Heute weiß man, dass die Gliazellen eine Vielzahl von Funktionen haben. Neben der Funktion als Stützgerüst sind sie wichtig für den Stoff- und Flüssigkeitstransport sowie die Homöostase des Gewebes.

Im menschlichen Auge gibt es verschiedene Typen von Gliazellen: Astrozyten, Lamina-cribrosa-Zellen und Müller-Zellen. Bei den Müller-Zellen handelt es sich um spezialisierte fibrilläre Astrozyten. Nach den Neuronen sind die Müller-Zellen die zweithäufigste Komponente der Netzhaut. Die Müller-Zelle übernimmt physiologische Aufgaben im Zusammenspiel mit den neuronalen Zellen. Im Rahmen der Aktivierung kommt es zu Veränderungen der Gliazel-

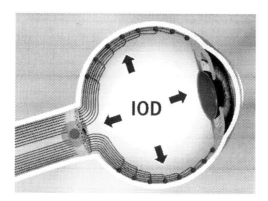

◙ Abb. 1.1 Stufe 1 – Gliaaktivierung: Der relativ zu hohe Druck führt zu einer Aktivierung der Gliazellen in der Lamina cribrosa

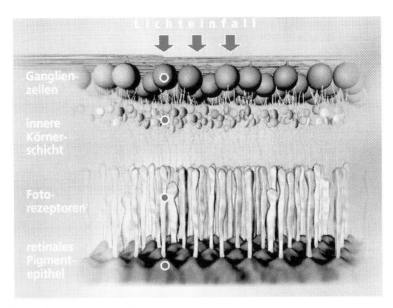

Abb. 1.2 Darstellung der normalen Netzhautstrukturen

len in der Lamina cribrosa. Hierdurch wird der axonale Transport gestört, was wiederum zu einer Unterversorgung der Ganglienzellen mit Neurotrophinen führt. Die Ganglienzellen sezernieren Substanzen, die auf die umgebenen Zellen toxisch wirken. Vasokostriktoren werden frei gesetzt und intrazelluläres Kalzium steigt an, so dass eine lokale Ischämie entsteht.

In diesem Stadium hat man kaum eine Möglichkeit, die Erkrankung zu detektieren. Letztendlich steht in dieser Stufe die Bestimmung von Risikofaktoren im Vordergrund. Morphologische oder funktionelle Veränderungen lassen sich in diesem Stadium in der Regel noch nicht nachweisen.

2. Stufe: Axonale Degeneration

Nach der Aktivierung der Gliazellen kommt es zu einem »Rückwärtssterben« der Axone, der sog. »Die-Back«-Degeneration (Abb. 1.3). Bei der Apoptose sterben nicht alle Bestandteile der Ganglienzelle gleichzeitig ab. Die Ganglienzelle hat vielmehr die Möglichkeit, einzelne Bestandteile abzubauen. Aus diesem Grund spricht man auch von einer Kompartmentdegeneration (Whitmore et al. 2005). Durch autonome Selbstzerstörungsmechanismen können Teile des Neurons eliminiert werden, wie die Synapsen, das Axon, der Dendritenbaum und der Zellkörper, der in der Regel zuletzt betroffen ist. Auch bei der axonalen Degeneration spielt ein intrazellulär erhöhtes Kalzium eine Rolle. Der Mechanismus der Apoptose im Axon ist aber mit dem Mechanismus der Apoptose im Zellkörper nicht identisch. Hieraus ergibt sich, dass es unterschiedliche therapeutische Ansätze zur Verhinderung der axonalen Degeneration und der Degeneration des Zellkörpers gibt. Bei der axonalen Degeneration kommt es insbesondere zu einer Zerstörung der Mikrotubuli. Die Mikrotubuli sind eine Leitstruktur, die auch für den Transport von Neurotrophinen als Leitschiene dient. Aus diesem Grund ist die Funktion des Axons an die Integrität der Mikrotubuli gekoppelt. Zum Zeitpunkt der axonalen Degeneration

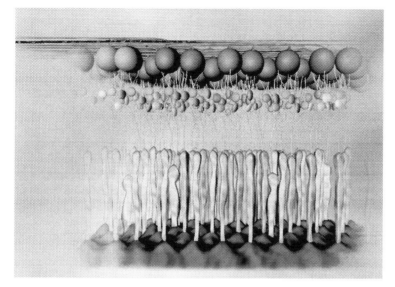

⬛ Abb. 1.3 Stufe 2 – Axonale Degeneration. Nach der Aktivierung der Gliazellen kommt es zu einer sog. »Die-Back«-Degeneration der Axone

sind erste morphologische Veränderungen mit den heute gängigen Messmethoden detektierbar. Da in dem Prozess der axonalen Degeneration die Mikrotubuli als Erstes geschädigt werden, sind die ersten Veränderungen am ehesten durch die Nervenfaserpolarimetrie (GDx) erkennbar. Dies liegt daran, dass bei der Nervenfaserpolarimetrie die Menge der Mikrotubuli gemessen wird (Weinreb et al. 1990). Im Gegensatz dazu misst das OCT die absolute Dicke der Nervenfaserschicht, unabhängig davon, wie die Binnenstruktur der Axone beschaffen ist. Insofern sind Veränderungen im OCT erst etwas später zu erwarten als im GDx. Größere Ausfälle können auch mit dem HRT detektiert werden.

3. Stufe: Primäre Ganglienzellapoptose

Durch die Blockade des anterograden und retrograden axonalen Transports in Höhe der Lamina cribrosa kommen Neurotrophine nicht mehr in ausreichender Menge zu den Ganglienzellen. Das Gleichgewicht verschiebt sich in Richtung der Todesfaktoren. Die Apoptose wird ausgelöst und es kommt somit zu einem primären Untergang der Ganglienzellen (⬛ Abb. 1.4). Durch das Absterben der Ganglienzelle wird das intrazelluläre Glutamat, als wichtigster Neurotransmitter, freigesetzt. In dieser Stufe lassen sich neben den morphologischen Veränderungen auch Veränderungen in frühen funktionellen Tests, wie z. B. der Frequenzverdopplungsperimetrie nachweisen.

4. Stufe: Sekundäre Ganglienzellapoptose

Das freigesetzte intrazelluläre Glutamat aus den absterbenden Ganglienzellen führt auch bei vorher noch gesunden benachbarten Zellen zur Apoptose (⬛ Abb. 1.5) .Es kommt zu einer Art

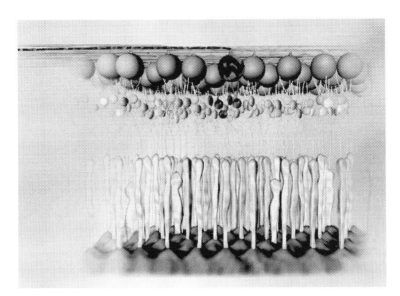

Abb. 1.4 Stufe 3 – Primäre Ganglienzellapoptose. Durch die Blockade des anterograden und retrograden axonalen Transports in Höhe der Lamina cribrosa und dem daraus resultierenden Neurotrophinmangel kommt es zu einem primären Untergang der Ganglienzellen

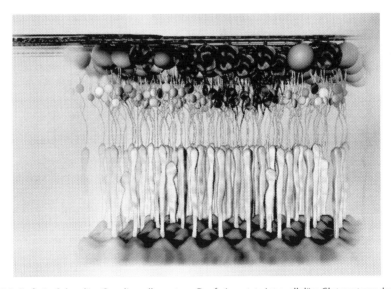

Abb. 1.5 Stufe 4 – Sekundäre Ganglienzellapoptose. Das freigesetzte intrazelluläre Glutamat aus den absterbenden Ganglienzellen führt auch bei den benachbarten Ganglienzellen zur Apoptose

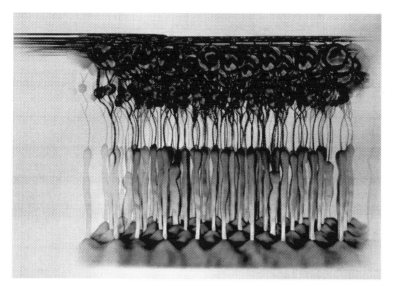

Abb. 1.6 Stufe 5 – Gliavernarbung. Als letzter Schritt kommt es als Reaktion auf den Ganglienzelluntergang zur Ausbildung einer Narbe durch die Gliazellen

Dominoeffekt. Das überschüssige Glutamat kann nicht mehr genügend von den Müller-Glia-zellen abgebaut werden und erregt die benachbarten Gliazellen zu Tode. Glutamat bewirkt eine Daueröffnung der Kalziumkanäle und einen erhöhten Einstrom von Kalzium und letztendlich kommt es zur Apoptose. In diesem Stadium zeigt auch die normale Weiß/Weiß-Perimetrie Auffälligkeiten. Beim Auftreten erster Gesichtsfelddefekte in der Weiß/Weiß-Perimetrie kön-nen bereits bis zu 50% der Nervenfasern zerstört sein (Quigley et al. 1982). Damit hat die Weiß/Weiß-Perimetrie eine geringe Sensitivität in der Glaukomfrüherkennung.

5. Stufe: Gliavernarbung

Als letzter Schritt kommt es zur Ausbildung einer Narbe durch die Gliazellen (■ Abb. 1.6). Damit spielen die Gliazellen sowohl bei der Initiierung des Prozesses (Stufe 1, Gliaktivierung) als auch bei der Beendigung des Prozesses eine entscheidende Rolle. Die Gliavernarbung ist eine Reaktion auf den Ganglienzelluntergang. Diese ist mehr vom Ganglienzelluntergang abhängig als vom Intraokulardruck.

Fazit

Anhand des 5-Stufen-Modells kann man sich gut vergegenwärtigen, zu welchem Zeitpunkt in welcher diagnostischen Untersuchung Veränderungen zu erwarten sind. Das heißt aber nicht, dass es nicht sinnvoll wäre, bestimmte Diagnostikverfahren bereits in der Frühphase des Glau-koms durchzuführen. Insbesondere bei Verfahren wie der Perimetrie sollten frühzeitig Unter-suchungen durchgeführt werden, um einen vernünftigen Basiswert zu ermitteln und später Veränderungen frühzeitig erkennen zu können.

Literatur

Nickells RW (2007) From ocular hypertension to ganglion cell death: a theoretical sequence of events leading to glaucoma. Can J Ophthalmol 42: 278–287

Quigley HA, Addicks EM, Green WR (1982) Optic nerve damage in human glaucoma. III. Quantitative correlation of nerve fiber loss and visual field defect in glaucoma, ischemic neuropathy, papilledema, and toxic neuropathy. Arch Ophthalmol 100: 135–146

Weinreb RN, Dreher AW, Coleman A et al. (1990) Histopathologic validation of Fourier-ellipsometry measurements of retinal nerve fiber layer thickness. Arch Ophthalmol 108: 557–560

Whitmore AV, Libby RT, John SW (2005) Glaucoma: thinking in new ways-a role for autonomous axonal self-destruction and other compartmentalised processes? Progr Retinal Eye Res 24: 639–662

ORA – eine neue diagnostische Option in der Glaukomdiagnostik

C. Erb

Beim primären Offenwinkelglaukom (POWG) liegt eine sehr komplexe Pathophysiologie vor, die es dem Augenarzt erheblich erschwert, das Krankheitsbild im Ganzen gut zu erfassen. Die ursprüngliche Vorstellung, dass ein erhöhter Augeninnendruck über dem statistischen Normbereich zu einer glaukomatösen Optikusneuropathie führt, hat sich nicht bewahrheitet. Als Beispiel sei das Early Manifest Glaucoma Trial angeführt, in dem bis jetzt 8 Jahre lang 2 Patientengruppen mit Glaukom beobachtet wurden: Die eine Hälfte wird nicht therapiert, die andere Hälfte wurde mit einer Lasertrabekuloplastik sowie mit Betaxolol-Augentropfen 2-mal/Tag behandelt. Trotz dieser Therapie mit einer Augeninnendrucksenkung von 20–25% konnte die Progression nur bedingt beeinflusst werden, denn selbst die therapierten Patienten zeigten eine Progression von 59% gegenüber der unbehandelten Gruppe mit einer Progression von 76% (Leske et al. 2007). Dies bedeutet, dass der erhöhte Augeninnendruck nur ein Teil des komplexen Geschehens »Glaukom« darstellt, weshalb intensiv nach weiteren Risikofaktoren gesucht wird. Neben dem Alter, der zentralen Hornhautdicke, der Myopie, familiären Faktoren sowie der ethnischen Zugehörigkeit wurden auch vaskuläre Erkrankungen sowie Anticardiolipin-Antikörper als Risikofaktoren nachgewiesen. Bedeutend sind diese Faktoren vor allem unter dem Gesichtspunkt der Progression, denn die glaukomatöse Optikusneuropathie wird als eine chronisch-progressive Erkrankung angesehen, die im Verlauf fortschreitet und deren therapeutisches Ziel darin besteht, diese Progression möglichst stark zu verzögern. Aus diesem Grund ist es umso wichtiger, alle Möglichkeiten auszuschöpfen, um eine Progression rechtzeitig zu erkennen und dann situationsbedingt intensiv therapeutisch oder chirurgisch dagegen anzugehen.

In der Diskussion um die Einflussgrößen wurde in letzter Zeit auch die Biomechanik des glaukomatösen Auges diskutiert. Darunter versteht man die Abweichungen der gesamten strukturellen Integrität des glaukomatösen Auges und sein verändertes Verhalten gegenüber seinen Einflussgrößen. Dabei können angeborene Veränderungen der Biomechanik vorliegen, wie z. B. eine Abweichung der zentralen Hornhautdicke von der Norm (zu dick, zu dünn), aber es können auch erworbene Veränderungen der Biomechanik sein, wie die Myopie, laserchirurgische Hornhauteingriffe, okuläre Traumen, aber auch die strukturellen Gewebsveränderungen im Bereich der Lamina cribrosa durch die biochemischen Veränderungen beim Glaukom, die durch die Änderung des translaminären Druckgradienten eine besondere Bedeutung erlangen können, sowie – ganz neu – eine Veränderung der kornealen Viskosität und Elastizität. Letztere ist in den letzten Jahren durch die Messung der kornealen Hysterese und des kornealen Resistenzfaktors mit dem Ocular Response Analyzer (Reichert Ophthalmic Intruments, USA) untersuchbar geworden und es wird nun intensiv geforscht, welchen klinischen Stellenwert diese biologischen Kenngrößen für die Glaukomdiagnostik haben.

Ocular Response Analyzer

Mit diesem Messsystem wird berührungslos eine Art Non-Contact-Tonometrie vorgenommen, wobei die Messung nicht bei der ersten vorgegebenen Applanation der Hornhaut beendet ist, sondern der Luftstoß mit einer festgelegten Energie fortgesetzt und die Hornhaut dezent konvex eingedellt wird. Nach Erreichen des Maximums der vordefinierten Luftstoßmenge wird der Luftstrom abgeschaltet und die Hornhaut kehrt in ihre ursprüngliche Lage zurück, wobei sie auf diesem Rückweg ein zweites Mal den vorgegebenen Applanationszustand durchschreitet und somit eine zweite Applanationsmessung ermöglicht. Der Unterschied zwischen der ersten und der zweiten Applanationsmessung wird als Hysterese bezeichnet und spiegelt das visköse Verhalten der Hornhaut wieder. Dieser Vorgang dauert 20 ms und wird ohne Anwendung eines Lokalanästhetikums vorgenommen. Bei diesem Messvorgang werden 4 Parameter bestimmt:

1. Die korneale Hysterese: Sie bestimmt das visköse Verhalten der Hornhaut und wird berechnet aus dem Druckwert der ersten Applanation (P1) minus dem Druckwert der zweiten Applanation (P2).
2. Der korneale Resistenzfaktor wird bestimmt durch: P1 – (0,7 × P2).
3. Der dem Goldmann-Applanationstonometer (GAT) entsprechende Augeninnendruck, ausgedrückt als (P1 + P2) / 2.
4. Der hornhautdickenkorrigierte Augeninnendruck (IODcc) als P2 – (0,43 × P1).

Dabei sind die korneale Hysterese und der GAT-Äquivalenz-Augendruck direkt gemessene Werte, während der korneale Resistenzfaktor sowie der IODcc berechnete Größen sind, deren Formeln eher empirisch ermittelt wurden.

Bedeutend ist, dass die korneale Hysterese in den meisten Fällen angeboren ist und nur in 20–25% durch andere biologische Größen beeinflusst wird, was in einer mono- und dizygoten Zwillingsstudie gezeigt werden konnte (Carbonaro et al. 2008). Dies ist insofern bedeutsam, da es nun darum geht, die wichtigsten Einflussfaktoren auf die korneale Hysterese herauszufinden. In einer Übersichtsarbeit von Spörl et al. (2009) wurden die derzeit bekannten Einflussgrößen ausführlich beschrieben. So gibt es Abhängigkeiten mit

- dem Lebensalter: Je höher das Lebensalter, desto mehr nehmen die CH und der CRF ab.
- der Hornhautdicke: Mit zunehmender Hornhautdicke nehmen die CH und der CRF zu.
- dem Krümmungsradius der Hornhaut: Es besteht eine positive Korrelation mit dem stärksten K-Wert und der CH; der CRF wird nicht beeinflusst.
- dem Augeninnendruck: Je höher der Augeninnendruck ist, umso mehr ist die Hornhaut angespannt und geht nach Verformung schneller wieder in ihre Ausgangslage zurück, wodurch die CH abnimmt. Der CRF nimmt jedoch zu, da der Gesamtwiderstand der Hornhaut mit steigendem Augeninnendruck zunimmt.

Hinzu kommt, dass auch laserchirurgische Eingriffe an der Hornhaut Veränderungen an der kornealen Biomechanik auslösen. Sowohl die PRK als auch die LASIK verringern die CH und den CRF (Oritz et al. 2007; Pepose et al. 2007). Außerdem sind degenerative korneale Prozesse, wie z. B. beim Keratokonus, von Bedeutung. In diesem Fall zeigen sich deutliche Verminderungen der CH und des CRF, wenn die Hornhautdicke abnimmt (Shah et al. 2007).

Für die Gesamtbeurteilung der kornealen Biomechanik spielen aber auch die Einflüsse von Systemerkrankungen eine Rolle. Hierzu liegen allerdings noch sehr wenige Daten vor. Beim Diabetes mellitus besteht mit der CH ein signifikanter Zusammenhang mit dem HbA1c-Wert, evtl. als Parameter für die zunehmende Glykosylierung der Glykosaminoglykane und der Proteoglykane, aber kein Zusammenhang mit der Diabetesdauer (Niemeyer et al. 2009). Bei der rheumatoiden Arthritis konnte kein Einfluss auf die CH und den CRF nachgewiesen werden (Heinke et al. 2010), weil wahrscheinlich die kollagenen Fasern hierbei mehr betroffen sind als die viskoelastischen Eigenschaften der Hornhaut, die aber vorwiegend mit der CH erfasst werden.

Korneale Biomechanik und Glaukom

Inwieweit die korneale Biomechanik einen Einfluss auf die Glaukomdiagnostik und auf das Glaukom als Marker veränderter Strukturprozesse hat, ist derzeit Gegenstand verschiedener

Studien. Die Hornhautdicke selbst wird als ein Risikofaktor für das Glaukom eingestuft. Hierbei ist vor allem der Einfluss auf die Applanationstonometrie bedeutungsvoll, da bei einer dünneren Hornhaut falsch zu niedrige und bei einer dickeren Hornhaut falsch zu hohe Druckwerte gemessen werden. Dadurch kommt es zu Fehleinschätzungen des Augeninnendrucks und in der Ocular Hypertension Treatment Study (Gordon et al. 2010) zeigte sich einen dünne Hornhaut als ein signifikanter Risikofaktor. Inwieweit die Hornhautdicke auch eine Aussage über einen veränderten okulären Strukturaufbau gibt, vor allem in Hinsicht auf die Lamina cribrosa, bleibt noch offen. Zumindest konnte gezeigt werden, dass die Hornhautdicke invers korreliert mit der Größe des Sehnervenkopfes und somit vielleicht doch ein Zusammenhang besteht (Pakravan et al. 2007).

Die CH scheint hingegen mit dem viskösen Verhalten der Lamina cribrosa verbunden zu sein und ist somit möglicherweise ein biomechanischer Marker für das Glaukom. Immerhin konnte in der Arbeit von Wells et al. (2008) gezeigt werden, dass in einem experimentellen Ansatz nur bei Glaukompatienten ein Zusammenhang zwischen der CH und der Auslenkung der Lamina cribrosa unter Druckbelastung bestand, die bei gesunden Kontrollpersonen nicht vorkam: Je geringer die CH war, desto geringer war die Auslenkung der Lamina cribrosa, was auf eine zunehmende Steifigkeit hinweist. Somit könnten Augeninnendruckschwankungen mit konsekutiven Nervenfaserläsionen weniger gut abgefangen werden. Dies scheint sich insoweit zu bestätigen, da auf der ARVO 2010 gezeigt werden konnte, dass je niedriger die CH, desto größer die Cup/Disk-Ratio ist (Magalhaes et al. 2010), und wenn die CH <7,5 mmHg liegt, geht sie mit einer erhöhten Glaukomprogression einher (Hill et al. 2010). In einer neueren Arbeit wurde zudem gezeigt, dass bei Patienten mit einem asymmetrischen POWG in dem Auge mit dem schlechteren Gesichtsfeldbefund die CH signifikant geringer war im Vergleich zum besseren Partnerauge, obwohl zwischen beiden Augen kein Unterschied in der Hornhautdicke und in der Augeninnendruckhöhe bestand (Anand et al. 2010).

Ausblick

Auch wenn die klinische Forschung erst am Anfang steht, um die biomechanischen Veränderungen beim Glaukom erfassen und auswerten zu können, so erscheinen die Ergebnisse mit der CH und dem CRF mit dem Ocular Response Analyzer sehr interessant. Mit der CH kann auf einfache berührungslose Weise ein Parameter bestimmt werden, der zumindest bei Werten unter 8 mmHg einen Hinweis auf strukturelle Störungen beim Glaukom hinweist und mit einem erhöhten Progressionsrisiko verbunden ist. Insofern lohnt es sich, sich mit der CH näher zu befassen und in der Zukunft die CH als einen weiteren Risikofaktor in das Gesamtbild des Glaukoms mit einzubringen.

Literatur

Anand A, De Moraes CG, Teng CC, Tello C, Liebmann JM, Ritch R (2010) Corneal hysteresis and visual field asymmetry in open angle glaucoma. Invest Ophthalmol Vis Sci 51: 6514–6518

Carbonaro F, Andrew T, Mackey DA, Spector TD, Hammond CJ (2008) The heritability of corneal hysteresis and ocular pulse amplitude. A twin study. Ophthalmology 115: 1545–1549

Gordon MO, Beiser JA, Brandt JD et al. (2010) The Ocular Hypertension Treatment Study: baseline factors that predict the onset of primary open-angle glaucoma. Arch Ophthalmol 120: 714–720

Heinke M, Erb C, Krause K, Baumann A, Dietze H, Pohl C, Alten R (2010) Korneale Biomechanik bei Patienten mit Rheumatoider Arthritis. Augenspiegel 3: 18–21

Hill VS, De Moraes CG, Teng CC, Tello C, Ritsch R, Liebmann JM (2010) Corneal hysteresis is associated with visual field progression. ARVO abstract 4025

Leske MC, Heijl A, Hyman L, Bengtsson B, Dong L, Yang Z, EMGT group (2007) Predictors of long-term progression in the early manifest glaucoma trial. Ophthalmology 114: 1965–1972

Magalhaes TP, Prata TS, Lima VC, Pereira LMG, Biteli L, Teixeira SH, Paranhos A, Magalhaes F (2010) Factors associated with optic nerve head topography in newly diagnosed primary open-angle glaucoma patients. ARVO abstract 2702

Niemeyer W, Loge K, Haller AC, Olivier K, Wiegand W, Hagar A (2009) Änderungen der extrazellulären Matrix der Kornea bei Diabetes. Augenspiegel 9: 22–24

Oritz D, Pinero D, Shabayek MH, Arnalich-Montiel F, Alio JL (2007) Corneal biomechanical properties in normal, post-laser in situ keratomileusis, and keratoconic eyes. J Cataract Refract Surg 33: 1371–1375

Pakravan M, Parsa A, Sanagou M, Parsa CF (2007) Central corneal thickness and correlation to optic disc size: a potential link for susceptibility to glaucoma. Br J Ophthalmol 91: 26–28

Pepose JS, Feigenbaum SK, Qazi MA, Sanderson JP, Roberts CJ (2007) Changes in corneal biomechanics and intraocular pressure following LASIK using static, dynamic and noncontact tonometry. Am J Ophthalmol 143: 39–47

Shah S, Laiquzzaman M, Bhojwani R, Mantry S, Cunliffe I (2007) Assessment of the biomechanical properties of the cornea with the ocular response analyzer in normal and keratoconic eyes. Invest Ophthalmol Vis Sci 48: 3026–3031

Spörl E, Terai N, Haustein M, Böhm AG, Raiskup-Wolf F, Pillunat LE (2009) Biomechanischer Zustand der Hornhaut als neuer Indikator für pathologische und strukturelle Veränderungen. Ophthalmologe 106: 512–520

Wells AP, Gaeway-Heath DF, Poostchi A, Wong T, Chan KCY, Sachdev N (2008) Corneal hysteresis but not corneal thickness correlates with optic nerve surface compliance in glaucoma patients. Invest Ophthalmol Vis Sci 49: 3262–3268

Patientenserie 1 bis 7

S. Kremmer

Fall 1

- Patient, 55 Jahre alt.
- Seit vielen Jahren OWG bekannt. Trotz mehrerer Augentropfen IOD mit zunehmendem Alter immer etwas höher, zuletzt rechts mit 3fach-Therapie 19–23 mmHg und links mit 1fach-Therapie 18–21 mmHg. Es bestehen mehrere AT-Unverträglichkeiten – Patient mit Therapie unzufrieden.
- VF bds. cc 0,8 p.
- VAA: Bindehautgefäße etwas injiziert, Lipcof +, Sicca, beginnende Katarakt.
- Papillenexkavation rechts 0,7–0,8 CDR, links 0,5–0,6 CDR.
- GF: R>L bereits deutliche relative Ausfälle (■ Abb. 3.1a).

Nervenfaserdiagnostik: R>L *verminderte Modulation* (wenn vorhanden als Glaukomzeichen häufig wichtiger als Zahlenwerte!).
- HRT: Rechts NF-TSNIT-Linie mit geringer Modulation und nur geringen Anstiegen im Bereich des oberen und unteren NF-Bündels, wobei die Zahlenwerte aber noch an der unteren Normalgrenze liegen. Links NF-TSNIT-Linie weitgehend im Normalbereich, außer nasal unten grenzwertig. Gefäße nicht abgrenzbar (■ Abb. 3.1b).
- GDx Pro: Ebenfalls R>L verminderte Modulation, aber links Werte geringer als bei anderen Geräten. Ausschluss der Gefäße von der NF-Messung gut zu erkennen (■ Abb. 3.1c).
- OCT-CIrrus: Rechts NF-TSNIT-Linie mit geringer Modulation und nur geringen Anstiegen insbesondere im Bereich des unteren NF-Bündels. Links NF-TSNIT-Linie mit etwas geringer Modulation und nur geringen Anstiegen im Bereich des oberen und unteren NF-Bündels insbesondere nasal unten vermindert. Die NF-Bilder zeigen im Bereich der Gefäße besonders hohe NF-Werte (■ Abb. 3.1d).
- OCT-Topcon: Rechts NF-TSNIT-Linie auch mit geringer Modulation und nur geringen Anstiegen insbesondere im Bereich des unteren NF-Bündels. Links NF-TSNIT-Linie weitgehend im Normalbereich. Die NF-Bilder zeigen im Bereich der Gefäße besonders hohe NF-Werte (■ Abb. 3.1d,e).

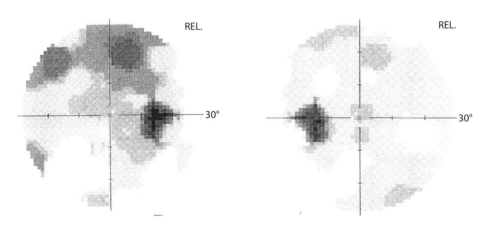

■ **Abb. 3.1 a** Gesichtsfeld

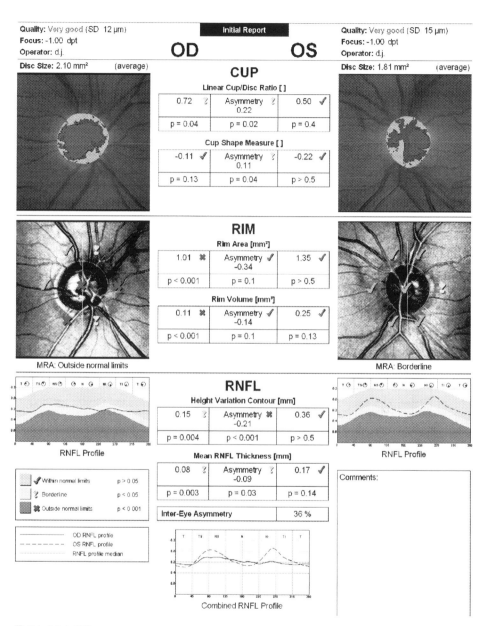

Quality: Very good (SD 12 µm) Initial Report Quality: Very good (SD 15 µm)
Focus: -1.00 dpt Focus: -1.00 dpt
Operator: d.j. OD OS Operator: d.j.
Disc Size: 2.10 mm² (average) Disc Size: 1.81 mm² (average)

CUP

Linear Cup/Disc Ratio [ ]

0.72	Asymmetry 0.22	0.50
p = 0.04	p = 0.02	p = 0.4

Cup Shape Measure [ ]

-0.11	Asymmetry 0.11	-0.22
p = 0.13	p = 0.04	p > 0.5

RIM

Rim Area [mm²]

1.01	Asymmetry -0.34	1.35
p < 0.001	p = 0.1	p > 0.5

Rim Volume [mm³]

0.11	Asymmetry -0.14	0.25
p < 0.001	p = 0.1	p = 0.13

MRA: Outside normal limits MRA: Borderline

RNFL

Height Variation Contour [mm]

0.15	Asymmetry -0.21	0.36
p = 0.004	p < 0.001	p > 0.5

Mean RNFL Thickness [mm]

0.08	Asymmetry -0.09	0.17
p = 0.003	p = 0.03	p = 0.14

Inter-Eye Asymmetry	36 %

RNFL Profile

- Within normal limits p > 0.05
- Borderline p < 0.05
- Outside normal limits p < 0.001

--- OD RNFL profile
--- OS RNFL profile
--- RNFL profile median

Comments:

Combined RNFL Profile

☒ **Abb. 3.1 b** HRT

Cave: Insbesondere bei grenzwertigen oder erniedrigten NF-Befunden müssen Blutgefäße von der NF-Messung ausgeschlossen werden, da sie als Fehlerquelle für NF-Messungen eine ähnliche Größenordnung wie die NF-Schicht selbst haben und dem Arzt sonst zu »gute« NF-Werte vortäuschen. Dies ist mit dem GDx bereits problemlos möglich, bei OCTs zwar prinzipiell auch, aber hier ist bei den meisten Geräten derzeit noch etwas Programmierarbeit erforderlich. Da das HRT nur bis zur Oberfläche, aber nicht in die Tiefe des Gewebes misst, ist technikbedingt keine Aussage über dessen Struktur möglich und es kann nicht zwischen NF, Gefäßen, Drusen etc. unterschieden werden.

Diskussion

Aufgrund der pathologischen Nervenfaser-, Papillen- und GF-Befunde haben wir bei schlechter AT-Verträglichkeit und leicht erhöhter Tensio unter zuletzt 3fach-Therapie am RA eine CPK durchgeführt. Die Tensio liegt jetzt unter 1fach-Therapie bds. rechts bei 15–17 mmHg und links bei 17–18 mmHg. Die 1fach-Therapie wird subjektiv gut vertragen.

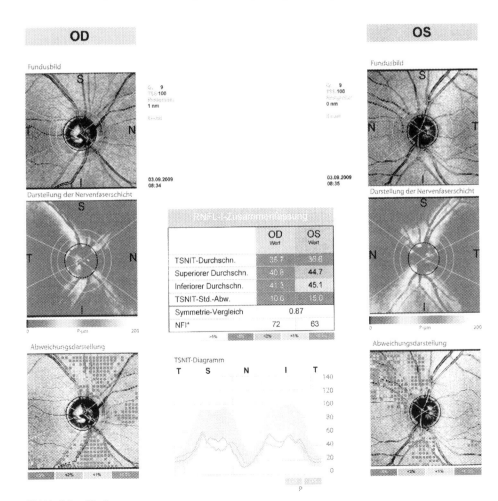

Abb. 3.1 c GDx Pro

Optic Disc Cube 200x200   OD ◉ | ◉ OS

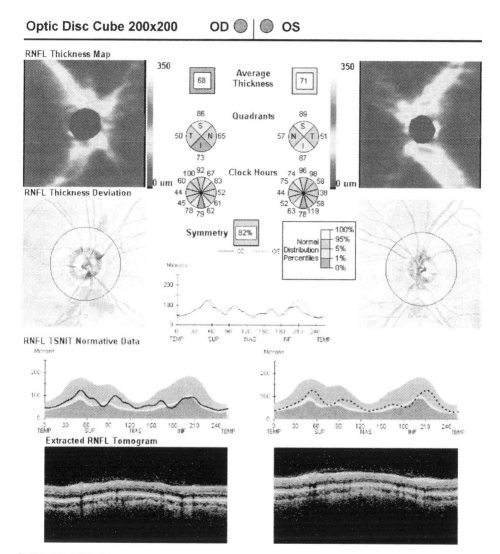

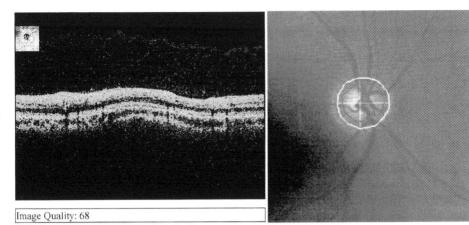

Image Quality: 68

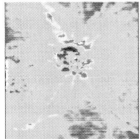

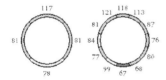

Optic Disc Analysis	
Disk Area	1.69
Cup Area	0.96
Rim Area	0.73
Cup Volume	0.19
Rim Volume	0.03
C/D Ratio	0.57
Linear CDR	0.75
Disk Height	1.45
Disk Width	1.50

Normative Database, Caucasian, Age group 40-70 yrs
Courtesy of the Rotterdam Study

○ **Abb. 3.1 e** OCT-Topcon OD/OS

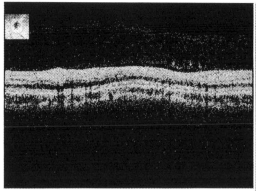

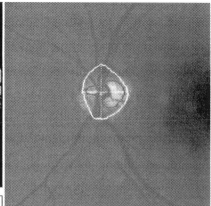

Image Quality: 73

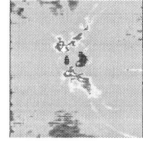

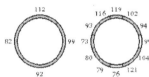

Normative Database, Caucasian, Age group:40-70 yrs
Courtesy of the Rotterdam Study

Optic Disc Analysis	
Disk Area	1.44
Cup Area	0.50
Rim Area	0.94
Cup Volume	0.06
Rim Volume	0.03
C/D Ratio	0.35
Linear CDR	0.59
Disk Height	1.55
Disk Width	1.31

◾ **Abb. 3.1 e** OCT-Topcon OD/OS

Fall 2

Anamnese, Befund

- Patient, 63 Jahre alt.
- Seit mehreren Jahren OWG bekannt. Bei Erstvorstellung Tensio deutlich erhöht und Befund bereits ähnlich wie heute. Seither unter regelmäßiger lokaler Therapie IOD reguliert und Befunde stabil.
- VF: bds. cc = 1,0 p.
- VAA: bds. beginnende Katarakt.
- Papillenexkavation rechts 0,9 CDR, links 0,7 CDR.
- GF: R>L bereits deutliche relative Ausfälle (■ Abb. 3.2a).

Nervenfaserdiagnostik: *Plateau/Konkavität im Bereich der Anstiege der NF-Bündel* (physiologische Ausnahme: »split bundles« bei ca. 10–15% der Normalbevölkerung).

- HRT: Rechts NF-TSNIT-Linie mit geringer Modulation und nur geringen Anstiegen im Bereich des oberen und unteren NF-Bündels, wobei die Zahlenwerte aber etwas erniedrigt bzw. teilweise noch an der unteren Normalgrenze liegen. Links NF-TSNIT-Linie weitgehend im Normalbereich bei verminderter Modulation sowie deutlicher Defekt temporal superior. Ausschluss der Gefäße von der NF-Messung nicht erkennbar (■ Abb. 3.2b).
- GDx Pro: Ebenfalls R>L verminderte Modulation. Rechts verminderte Anstiege für die NF-Schichtdicke oben und unten, links insbesondere unten vermindert und deutlicher NF-Bündeldefekt temporal oben. Ausschluss der Gefäße von der NF-Messung gut zu erkennen (■ Abb. 3.2c).
- OCT-CIrrus: NF-Schichtdicke bds. im Bereich des unteren und oberen NF-Bündels deutlich vermindert. Die NF-Anstiege im Bereich des oberen NF-Bündels liegen besonders im Bereich der großen Gefäße, die aber nicht von den NF abgrenzbar sind (■ Abb. 3.2d).
- Topcon-Papillenfoto: Links Papille mit großer Exkavation und insbesondere oben dünnem NRR. Im Gegensatz zu anderen Geräten erhält man hier zusätzlich zu dem OCT eine Funduskamera für »echte« Fotos, die einem Aussagen über die Vitalität der Papille und ggf. über das Vorliegen von Papillenrandblutungen ermöglichen (■ Abb. 3.2e).

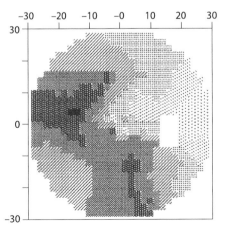 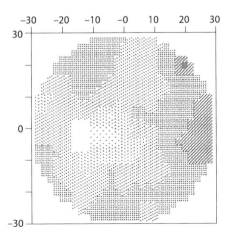

■ Abb. 3.2 a Gesichtsfeld

━━ OCT-Topcon: R>L NF-TSNIT-Linie mit geringer Modulation und deutlicher Ausdünnung der NF-Schichtdicke. Flache, mehrgipflige Anstiege insbesondere im Bereich der Gefäße, die aber nicht von den NF abgrenzbar sind (◪ Abb. 3.2f).

Diskussion

Bei Erstvorstellung wurde »zufällig« ein OWG festgestellt und bei deutlich erhöhter Tensio eine lokale antiglaukomatöse Therapie eingeleitet. Der IOD ist seither bei 10–12 mmHg reguliert und die Befunde sind stabil.

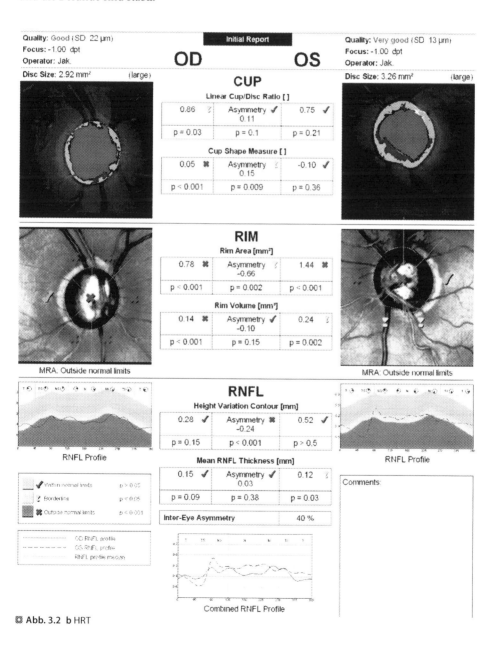

◪ **Abb. 3.2 b** HRT

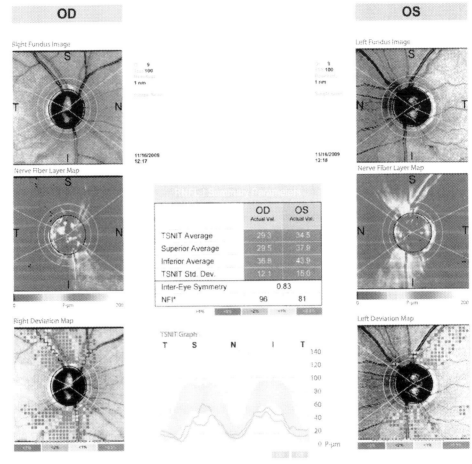

	OD Actual Val.	OS Actual Val.
TSNIT Average	29.3	34.5
Superior Average	29.5	37.9
Inferior Average	36.8	43.9
TSNIT Std. Dev.	12.1	18.0
Inter-Eye Symmetry	0.83	
NFI*	96	81

⬚ **Abb. 3.2** c GDx Pro

Optic Disc Cube 200x200   OD ◯ | ◯ OS

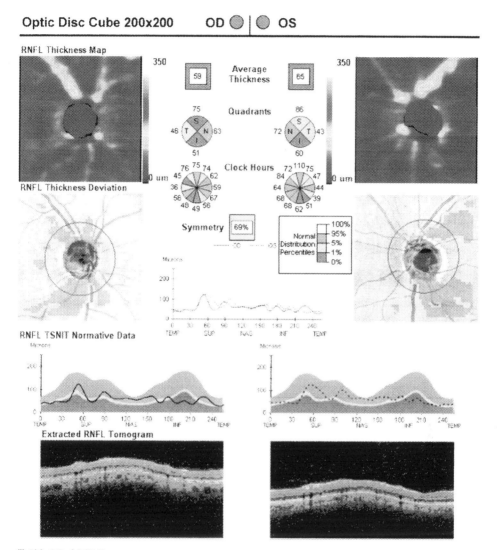

Abb. 3.2 d OCT-CIrrus

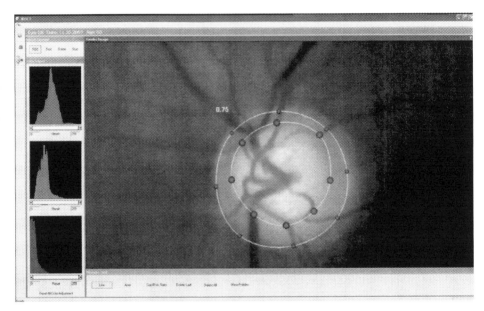

⚙ **Abb. 3.2 e** Topcon-Papillenfoto OS

Glaucoma Analysis w/ Disc Topography 3D OCT-1000   Print Date : 2011/01/06   ≉TOPCON

ID : 1-210547   Name :

Gender : Female   Age : 63   Ethnicity :   Scan Pattern : 3D(6mm x 6mm - 512 x 128)

OD(R)   12.07.2010 Qty : 68

RNFL

| Photo | Thickness Map | Shadow gram |

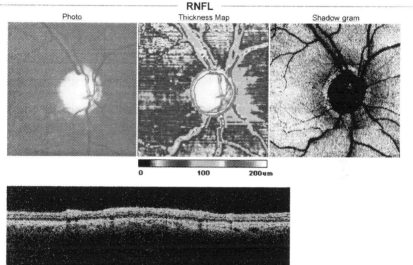

0   100   200um

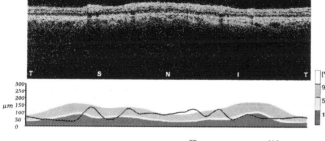

T   S   N   I   T

[%]
95
5
1

300
250
200
μm 150
100
50
0

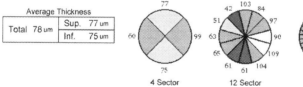

Average Thickness		
Total 78 um	Sup. 77 um	
	Inf. 75 um	

4 Sector   12 Sector   36 Sector

Disc Topography

R/D Ratio

1.0
0.5
0.0
T   S   N   I   T

— Disc Contour
⁓ Cup Contour

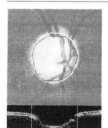

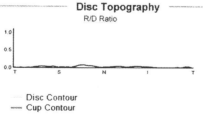

Disc Area	2.89 [mm²]
Cup Area	2.48 [mm²]
Rim Area	0.41 [mm²]
C/D Area Ratio	0.86
Linear CDR	0.93
Vertical CDR	0.90
Cup Volume	1.22 [mm³]
Rim Volume	0.03 [mm³]
Horizontal D.D	1.85 [mm]
Vertical D.D	2.02 [mm]

◙ **Abb. 3.2 f** OCT-Topcon OD/OS

Glaucoma Analysis w/ Disc Topography 3D OCT-1000   Print Date : 2011/01/06 ✦TOPCON

ID : 1-210547   Name :

Gender : Female   Age : 63   Ethnicity :   Scan Pattern : 3D(6mm x 6mm - 512 x 128)

OS(L)   12.07.2010 Qty : 68

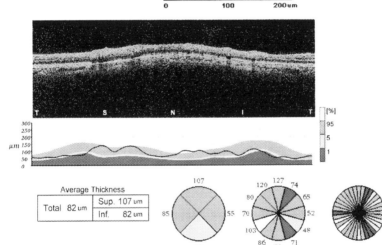

RNFL
Photo   Thickness Map   Shadow gram

0   100   200 um

Average Thickness		
Total 82 um	Sup. 107 um	
	Inf. 82 um	

4 Sector   12 Sector   36 Sector

Disc Topography

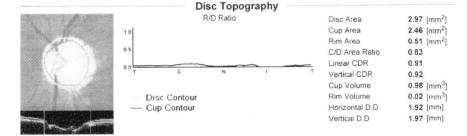

R/D Ratio

Disc Contour
‒‒‒‒ Cup Contour

Disc Area	2.97 [mm²]
Cup Area	2.46 [mm²]
Rim Area	0.51 [mm²]
C/D Area Ratio	0.83
Linear CDR	0.91
Vertical CDR	0.92
Cup Volume	0.98 [mm³]
Rim Volume	0.02 [mm³]
Horizontal D.D	1.92 [mm]
Vertical D.D	1.97 [mm]

⊙ **Abb. 3.2** f OCT-Topcon OD/OS

Fall 3

Anamnese, Befund

- Patientin, 68 Jahre alt.
- Seit vielen Jahren OWG bekannt. Trotz lokaler 4fach-Therapie lag der IOD rechts etwas höher als links bei 22–30 mmHg. Aufgrund einer zunehmenden Progression der Ausfälle an Papille und GF wurde die Patientin überwiesen.
- VAA: Bindehautgefäße etwas injiziert + leichte Sicca-Beschwerden, Cataracta icip/prov.
- Papillenexkavation rechts 0,7 CDR mit Papillenrandblutung nasal, links 0,8 CDR, temporal oben fast randständig exkaviert.
- GF: L>R bereits deutliche Ausfälle (■ Abb. 3.3a).

Nervenfaserdiagnostik: steiler Anstieg/Abfall der TSNIT-NF-Kurve.

- HRT: Rechts NF-TSNIT-Linie weitgehend unauffällig mit etwas verminderten Anstiegen temporal oben und Defekt nasal unten, links mit verminderten Anstiegen im Bereich des oberen und unteren NF-Bündels; insbesondere links temporal oben deutlich reduzierter Anstieg. Gefäße nicht abgrenzbar (■ Abb. 3.3b).
- GDx Pro: Rechts im temporalen oberen Bereich deutlich verminderter Anstieg der NF-Schichtdicke bei teilweise erhaltenem NF-Bündel nasal oben, so dass hier in der TSNIT-Kurve ein steiler Anstieg von temporal oben nach nasal oben und anschließend ein steiler Abfall von nasal oben nach nasal zu beobachten ist (Cave »Eisberg«). Das untere NF-Bündel zeigt weitgehend Werte im altersentsprechenden Normalbereich mit etwas vermindertem Anstieg nasal unten (■ Abb. 3.3c).
- OCT-CIrrus: L>R NF-TSNIT-Linie insgesamt mit geringer Modulation und nur geringen (R) bis fehlendem (L) Anstieg im Bereich des temporalen oberen NF-Bündels und unten. Die NF-Bilder zeigen im Bereich der Gefäße hohe NF-Werte, aber die Gefäße selbst sind nicht abgrenzbar (■ Abb. 3.3d).
- OCT-Topcon: Der Befund ist sehr ähnlich zu dem des OCT-Cirrus mit bds. insgesamt ausgedünnten NF-Schichtdicke-Werten und deutlichem Abfall temporal oben. Im Bereich des unteren NF-Bündels liegen die stärksten Ausfälle temporal unten. Die NF-Bilder zeigen im Bereich der Gefäße hohe NF-Werte, aber die Gefäße sind nicht abgrenzbar (■ Abb. 3.3e).

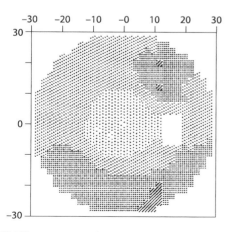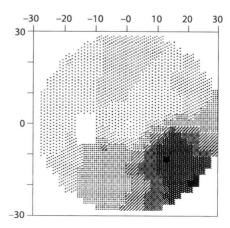

■ **Abb. 3.3 a** Gesichtsfeld

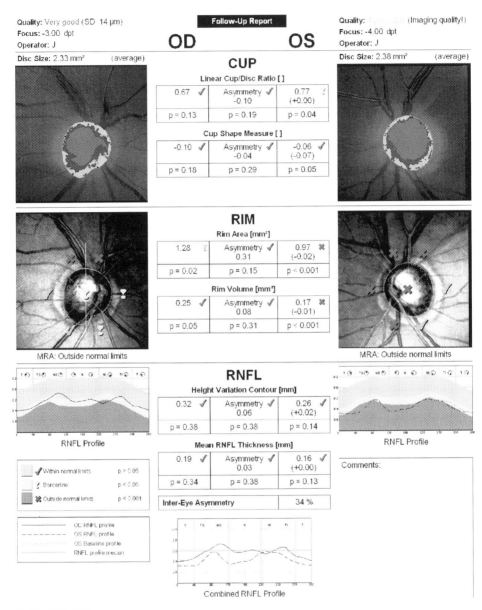

Diskussion

Aufgrund der Progredienz der Glaukomschäden bei erhöhtem IOD trotz 4fach-Therapie haben wir 2009 zunächst bds. eine CPK durchgeführt. Am LA ließ sich eine Verbesserung des IOD erreichen, am RA war diese nicht ausreichend. Aufgrund der erhöhten Aktivität des Glaukoms rechts mit rezidivierenden Papillenrandblutungen führten wir 2010 eine Goniotrepanation mit MMC durch. Im weiteren Verlauf war rechts 2010 ein Filterkissen-Needling mit 5 FU nötig. Der IOD ist jetzt bds. reguliert und die Befunde stabil. Bei zunehmender Katarakt kann eine Operation in Phakotechnik durchgeführt werden.

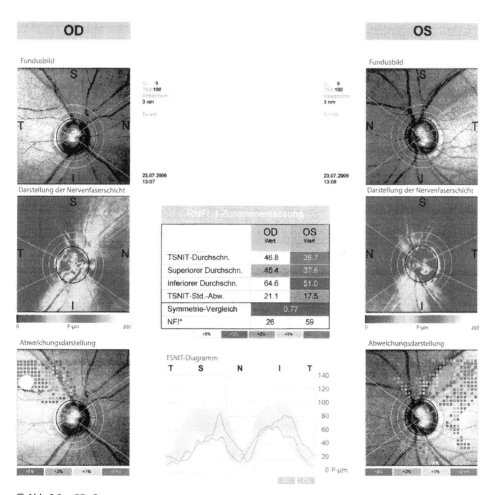

Abb. 3.3 c GDx Pro

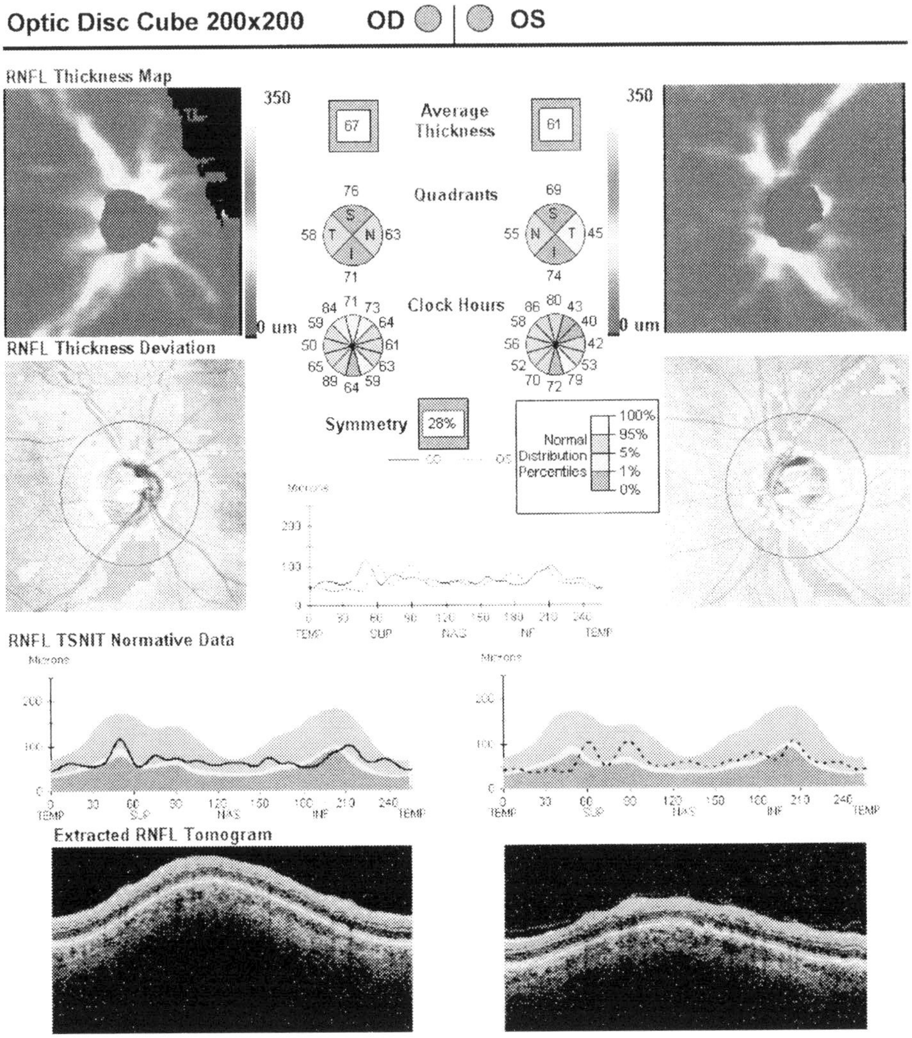

Optic Disc Cube 200x200   OD ◯ | ◯ OS

RNFL Thickness Map

350

| 67 | Average Thickness | 61 |

350

Quadrants

76
58 (T | S | N) 63
71

69
55 (N | S | T) 45
74

Clock Hours

RNFL Thickness Deviation

84 71 73
59   64
50   61
65   63
89 64 59

86 80 43
58   40
56   42
52   53
70 72 79

Symmetry 28%

	100%
Normal	95%
Distribution	5%
Percentiles	1%
	0%

RNFL TSNIT Normative Data

Extracted RNFL Tomogram

◯ **Abb. 3.3 d** OCT-CIrrus

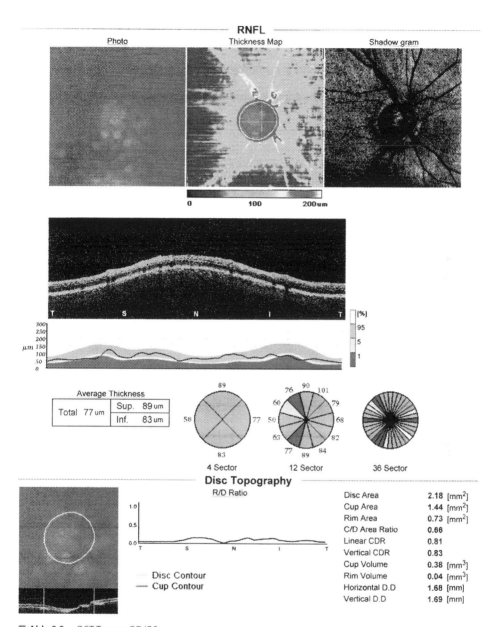

RNFL

| Photo | Thickness Map | Shadow gram |

0   100   200um

Average Thickness

Total 77 um	Sup. 89 um
	Inf. 83 um

4 Sector

12 Sector

36 Sector

Disc Topography

R/D Ratio

Disc Contour
Cup Contour

Disc Area	2.18 [mm²]
Cup Area	1.44 [mm²]
Rim Area	0.73 [mm²]
C/D Area Ratio	0.66
Linear CDR	0.81
Vertical CDR	0.83
Cup Volume	0.38 [mm³]
Rim Volume	0.04 [mm³]
Horizontal D.D	1.68 [mm]
Vertical D.D	1.69 [mm]

Abb. 3.3 e OCT-Topcon OD/OS

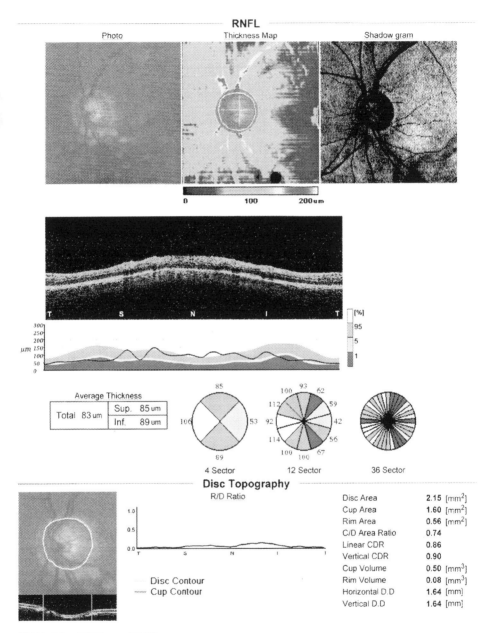

☼ Abb. 3.3 e OCT-Topcon OD/OS

Fall 4

Anamnese, Befund

- Patientin, 29 Jahre alt.
- Seit einigen Jahren schwankte der IOD zwischen 18 und 23 mmHg mit »Ausreißern« bis 27 mmHg bei gleichzeitigem Bestehen von ausgeprägten Drusenpapillen. Die Patientin stellte sich aufgrund fortschreitender GF-Defekte vor, um eine 2. Meinung einzuholen. Im Verlauf berichtete die adipöse Patientin auch über zunehmende Kopfschmerzen. Bei starken Drusenpapillen stellte sich der V. a. eine zusätzliche Papillenschwellung R>L ein. Ein neurologisches Konsil ergab einen erhöhten Hirndruck bei Pseudotumor cerebri. Es wurde eine Shunt-Operation durchgeführt und das Ventil auf etwa 15 mmHg Hirndruck eingestellt. Anschließend waren die Kopfschmerzen deutlich besser. Damit es nicht zu einer Umkehr des axoplasmatischen Flusses kommt, stellten wir den IOD mit lokaler 2fach-Therapie etwas höher als den zerebralen Druck auf Werte zwischen 18 und 21 mmHg ein. Trotzdem kam es zu weiteren GF-Ausfällen, so dass wir den IOD gerne weiter gesenkt hätten. Um eine Umkehr des axoplasmatischen Flusses zu vemeiden, stellten die Neurochirurgen zuvor den Hirndruck auf Werte um 12 mmHg ein. Je nach Körper-/Kopfhaltung entstanden wohl aber auch niedrigere Werte, die bei der Patientin Übelkeit, Kopfschmerzen und Schwindel hervorriefen, so dass das Ventil wieder auf ca. 15 mmHg eingestellt wurde.
- VF RA cc = 0,8p, L cc = 1,0.
- VAA: bds. Reizfrei.
- FD: bei R>L starker Drusenpapille keine Papillenexkavation, NH anliegend.
- GF: R>L bereits deutliche relative Ausfälle (◘ Abb. 3.4a).

Nervenfaserdiagnostik: *Asymmetrie beider Augen.*

- HRT: R>L deutliche Papillenprominenz ohne Exkavation. Papillengrenzen nicht eindeutig bestimmbar. TSNIT-Linie zur Auswertung von Nervenfasern bei Drusenpapillen nicht verwertbar, da diese beim HRT nicht in einem Abstand von 1,5 oder 1,75 PD von der Papille, sondern direkt an der Auswertellipse am Papillenrand gemessen wird, was nicht nur eine Abgrenzung der NF von Blutgefäßen, sondern auch von den Drusen unmöglich macht (◘ Abb. 3.4b).
- GDx Pro: Links hohe NF-Werte. Rechts im Seitenvergleich deutlich geringere Werte, insbesondere temporal unten (◘ Abb. 3.4c).
- Topcon-Papillenfoto mit digitaler Bildverarbeitung. Im »pseudorotfreien« Licht sind die Drusen gut erkennbar (◘ Abb. 3.4d).
- OCT-Topcon: Eine Papillenanalyse ist bei OCTs gut möglich, da sie den Rand des Pigmentblattes und der Bruch-Membran messen können, die durch Erkrankungen wie z. B. Glaukom nicht verändert werden. Die Prominenz der Drusen ist hier besonders eindrucksvoll erkennbar (◘ Abb. 3.4e).
- OCT-Topcon: Bei der NF-Analyse zeigen sich insbesondere links hohe NF-Werte. Rechts bestehen unten deutlich verminderte NF-Werte (◘ Abb. 3.4f).

Diskussion

Die Trias aus Glaukom, Drusenpapille und Pseudotumor cerebri stellt eine besonders gefährliche Kombination dar. Der axoplasmatische Fluss hat als Abflusshindernis aus dem Auge nicht nur die Drusen, sondern danach auch noch einen erhöhten Hirndruck zu überwinden. Wenn man den IOD zu niedrig einstellt, reicht der Druckgradient nicht aus, und die Ganglienzelle

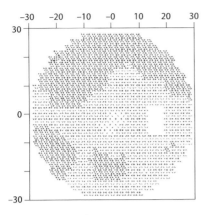
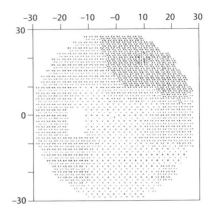

⊗ Abb. 3.4   a Gesichtsfeld

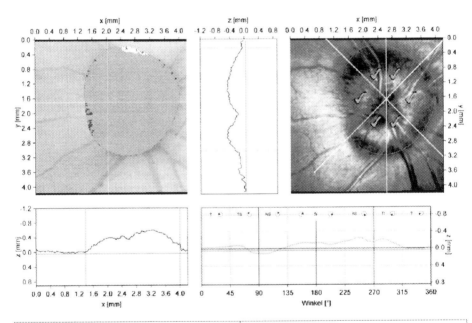

Stereometrische Analyse		Normalbereich
Papillenfläche	6.214 mm²	1.69 - 2.82
Exkavationsfläche	0.081 mm²	0.26 - 1.27
Randsaumfläche	6.133 mm²	1.20 - 1.78
Exkavationsvolumen	0.003 cmm	-0.01 - 0.49
Randsaumvolumen	2.465 cmm	0.24 - 0.49
Flächenquotient (C/D Ratio)	0.013	0.16 - 0.47
Lineare C/D Ratio	0.114	0.36 - 0.80
Mittlere Exkavationstiefe	0.008 mm	0.14 - 0.38
Maximale Exkavationstiefe	0.026 mm	0.46 - 0.90
Exkavationsform (3.Mom.)	-0.233	-0.27 - -0.09
Höhenvariation der Kontur	0.377 mm	0.30 - 0.47
RNFS-Dicke	0.113 mm	0.18 - 0.31
RNFS-Querschnitt	1.003 mm²	0.95 - 1.61
Referenzhöhe	0.047 mm	
Topographie Standardabw.	15 μm	

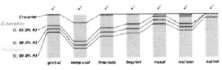

Moorfields Klassifikation: Innerhalb normaler Grenzen (*)

(*) Achtung: Moorfields Klassifikation (Ophthalmology 1998;105:1557-1563). Die Ergebnisse basieren auf Standardaugen mit Refraktionsfehlern von weniger als 6 Dioptrien und Papillenflächen zwischen 1.2 mm² und 2.8 mm². Die Klassifikation beruht auf Statistik. Die Diagnose liegt in der Verantwortung des Arztes.

Kommentar:

⊗ Abb. 3.4   b HRT

»erstickt« in ihren eigenen Schlackenstoffen. Stellt man den IOD zu hoch ein, entsteht eine Schädigung durch das Glaukom bei vermutlich erhöhtem mechanischem Stress der Nervenfasern durch die Drusen. Diesen Faktor können wir derzeit leider nicht messen. Unter lokaler 2fach-Therapie und IOD-Werten zwischen 18 und 21 mmHg kam es bei unserer Patientin zu einer weiteren Schädigung des GF, so dass wir den IOD mit einer 3fach-Therapie auf 15–18 mmHg eingestellt haben. Vermutlich wären aufgrund des erhöhten mechanischen Stresses für die Nervenfasern bei starker Drusenpapille deutlich niedrigere IOD-Werte notwendig, die der erhöhte Hirndruck mit Gefahr einer Umkehr des axoplasmatischen Flusses aber nicht als günstig erscheinen lässt. Deshalb und aufgrund des jungen Alters der Patientin haben wir bisher keine Goniotrepanation durchgeführt. Gegebenenfalls bietet eine CPK hier eine mögliche Alternative.

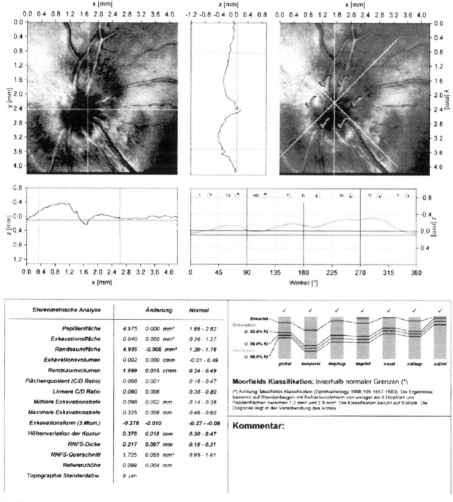

Abb. 3.4   b HRT

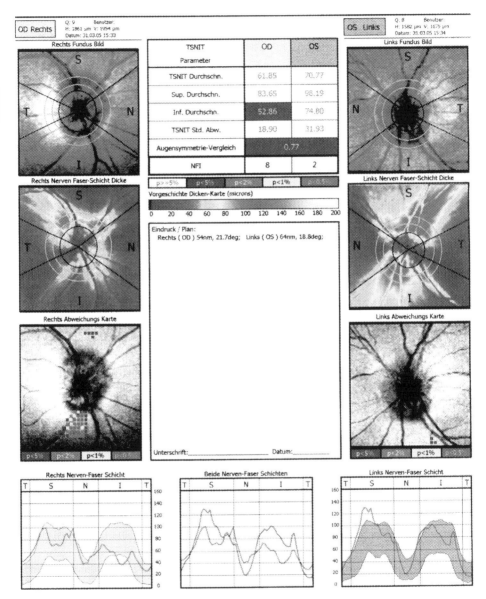

◎ **Abb. 3.4** c GDx Pro

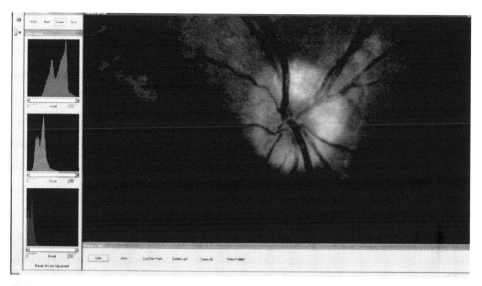

◉ **Abb. 3.4   d** Topcon-Papillenfoto OD, digitale Bildverarbeitung »pseudorotfreies« Licht

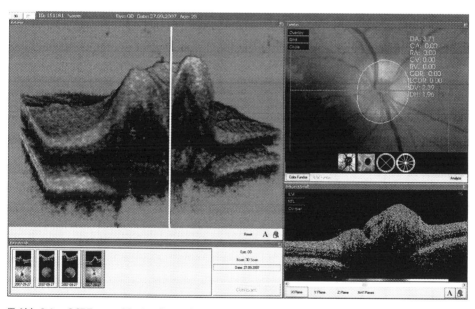

◉ **Abb. 3.4   e** OCT-Topcon OS – Papillenanalyse

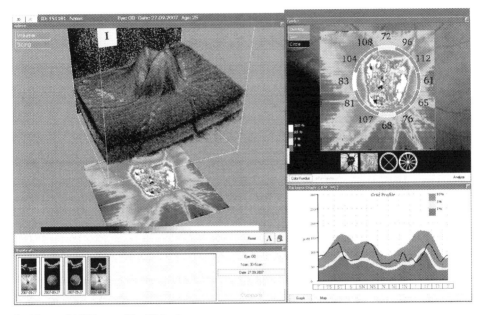

◻ Abb. 3.4   f OCT-Topcon OD – NF-Analyse

Fall 5

Anamnese, Befund

- Patientin, 49 Jahre alt.
- Seit mehreren Jahren OWG bekannt. Überweisung bei allmählicher IOD-Erhöhung auf Werte zwischen 20 und 25 mmHg trotz lokaler 3fach-Therapie und fortgeschrittenen Ausfällen an Papille und GF.
- VF: bds. ccs 1,0.
- VAA: Vorderkammer etwas abgeflacht, Cataracta incipiens.
- Papillenexkavation rechts 0,8 CDR, links 0,9 CDR.
- GF: fortgeschrittene Ausfälle rechts obere Hälfte, links obere und auch schon untere Hälfte (◘ Abb. 3.5a).

Nervenfaserdiagnostik: *Asymmetrie zwischen oberem und unterem NF-Bündel* (physiologisch inf. oft etwas dicker).

- HRT: Rechts NF-TSNIT-Linie im Bereich des oberen NF-Bündels im Normbereich, nasal unten deutlich vermindert, temporal unten grenzwertig. Links TSNIT-Kurve oben grenzwertig mit erniedrigten Werten betont unten nasal. Gefäße nicht abgrenzbar (◘ Abb. 3.5b).
- GDx Pro: Rechts von temporal nach temporal oben NF-Bündel-Defekt, dann steiler Anstieg nach temporal oben und anschließend steiler Abfall. Oben nasal Plateau auf grenzwertigem NF-Schichtdicke-Niveau. Im Bereich des gesamten unteren NF-Bündels keine eindeutigen Anstiege messbar. Links temporal oben NF-Bündel-Defekt, unten insgesamt deutliche Ausfälle mit geringem NF-Rest nasal unten. Ausschluss der Gefäße von der NF-Messung gut zu erkennen (◘ Abb. 3.5c).
- OCT-CIrrus: Befunde ähnlich wie GDx Pro mit deutlich besseren NF-Schichtdickewerten in der oberen als in der unteren Hälfte. Beidseits temporal oben NF-Bündel-Defekte gut zu erkennen. Unten kaum noch NF-Anstiege messbar (◘ Abb. 3.5d). Cave: »Pseudo-Anstiege« im Bereich der Gefäße!
- OCT-Topcon: Ebenfalls ähnliche Befunde wie GDx Pro mit »relativ« guten Werten in der oberen Hemisphäre mit Ausnahme der NF-Bündel-Defekte temporal oben. Beidseits unten keine eindeutigen Anstiege der NF-Werte messbar außer einem Rest am LA nasal unten (◘ Abb. 3.5e). Cave: Gefäße!

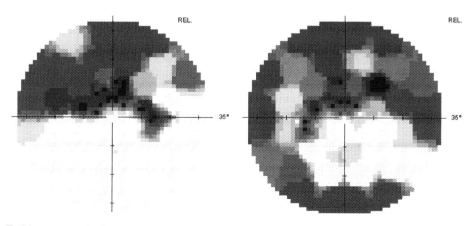

◘ Abb. 3.5 a Gesichtsfeld

Diskussion

Aufgrund der pathologischen Nervenfaser-, Papillen- und Gesichtsfeldbefunde sind IOD-Werte im unteren Normalbereich anzustreben. Da dies mit AT nicht möglich war, haben wir 2009 aufgrund des Alters der Patientin zunächst noch keine Goniotrepanation, sondern pro Auge 2-mal eine CPK durchgeführt. Die Tensio lag zuletzt bei 15 mmHg immer noch unter lokaler 3fach-Therapie. Sollte es zu einem erneuten Druckanstieg oder AT-Unverträglichkeiten kommen, muss eine Goniotrepanation mit MMC diskutiert werden.

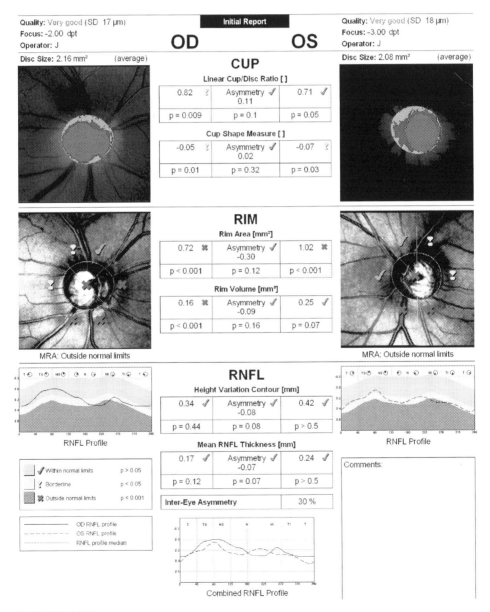

Abb. 3.5   b HRT

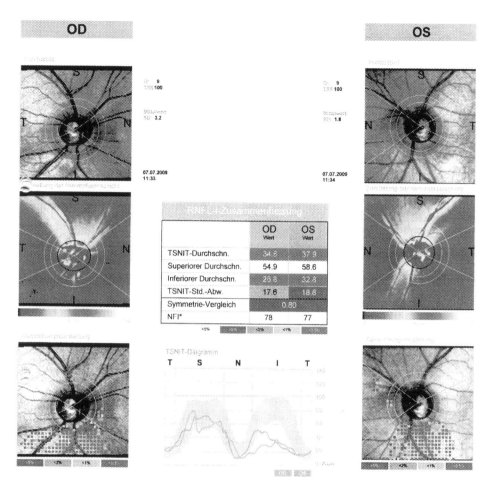

RNFL-Zusammenfassung		
	OD Wert	OS Wert
TSNIT-Durchschn.	34.6	37.9
Superiorer Durchschn.	54.9	58.6
Inferiorer Durchschn.	26.8	32.8
TSNIT-Std.-Abw.	17.6	18.8
Symmetrie-Vergleich	0.80	
NFI*	78	77

Abb. 3.5 c GDx Pro

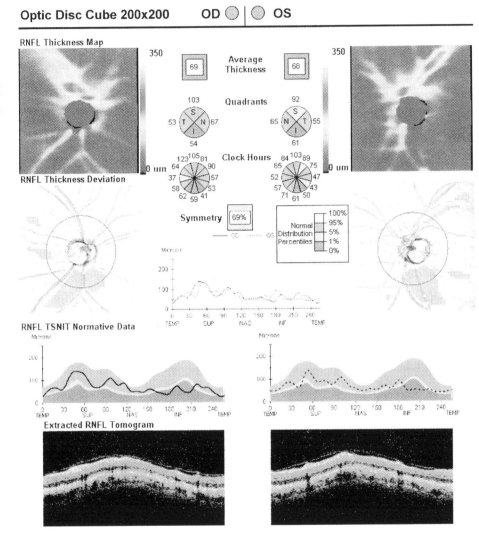

⬭ **Abb. 3.5 d** OCT-Clrrus

Patient ID:	1-080261	Scan Type:	**3D Scan**	Scan Size:	**6.00mm x 6.00mm**
Date of Birth:	**08.02.1961**	Fixation:	**Disk**	Image Size:	**512 x 128 pixels**
Gender:	**female**	Scan Date:	**07.07.2009**		

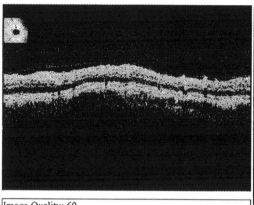

Image Quality: 60

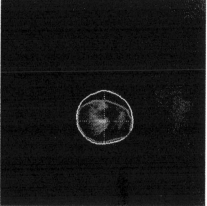

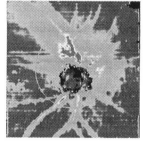

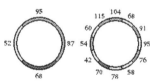

Circle Profile

Normative Database, Caucasian, Age group:40-70 yrs
Courtesy of the Rotterdam Study

Optic Disc Analysis	
Disk Area	1.98
Cup Area	1.46
Rim Area	0.52
Cup Volume	0.29
Rim Volume	0.05
C/D Ratio	0.74
Linear CDR	0.86
Disk Height	1.55
Disk Width	1.62

Abb. 3.5 e OCT-Topcon OD/OS

Patient ID: 1-080261
Date of Birth: 08.02.1961
Gender: female

Scan Type: 3D Scan
Fixation: Disk
Scan Date: 07.07.2009

Scan Size: 6.00mm x 6.00mm
Image Size: 512 x 128 pixels

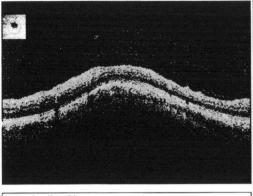

Image Quality: 54

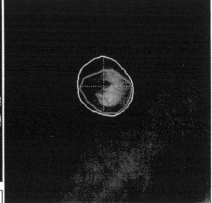

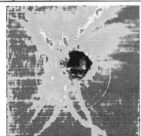

Circle Profile

Normative Database, Caucasian, Age group:40-70 yrs
Courtesy of the Rotterdam Study

Optic Disc Analysis	
Disk Area	2.13
Cup Area	1.34
Rim Area	0.79
Cup Volume	0.46
Rim Volume	0.03
C/D Ratio	0.63
Linear CDR	0.79
Disk Height	1.73
Disk Width	1.61

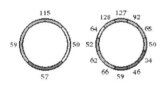

☼ **Abb. 3.5** e OCT-Topcon OD/OS

Fall 6

Anamnese, Befund

- Patientin, 51 Jahre alt.
- Juveniles Glaukom. Jahrelange Lokaltherapie, Mitte 30 bds. Goniotrepanation. Über 10 Jahre regulierter IOD ohne Therapie bei großen, multizystischen Filterkissen. Ab Mitte 40 wieder langsam IOD-Anstieg L>R trotz extern durchgeführter CPK links bei langsam zunehmender Filterkisseninsuffizienz. 2009/2010 trotz lokaler rechts 2fach- und links 4fach-Therapie IOD-Werte rechts 17–18 mmHg und links 18–22 mmHg.
- VF rechts cc –3,75 sph/–0,5 cyl/63° = 0,8 p, links cc –5,0 sph/–0,5 cyl/90° = 1,0 p.
- VAA: Rechts großes, multizystisches Filterkissen, BH oben am Limbus dünn. Links Filterkissen nur noch sehr flach, bei Massage kaum aufstellbar.
- Papillenexkavation rechts 0,7–0,8 CDR, nach temporal unten flach auslaufend annähernd bis zum Rand exkaviert. Links 0,9 CDR.
- GF: L>R deutliche Ausfälle (■ Abb. 3.6a).

Nervenfaserdiagnostik: Nervenfaserschichtdickeanstieg um Gefäße (»letzte Wiese«).

- HRT: Rechts NF-TSNIT-Kurve zwar im Normalbereich, aber mit höchsten Werten nasal und kein physiologisches »double hump pattern« mit sanduhrförmigen Anstiegen im Bereich des oberen und unteren NF-Bündels erkennbar. Links NF-Werte grenzwertig mit auffälligen Werten temporal oben. Gefäße nicht abgrenzbar (■ Abb. 3.6b).
- GDx Pro: bds. deutlich verminderte NF-Schichtdicke, aber temporal oben und nasal unten um die Gefäße herum deutliche Anstiege der NF (»letzte Wiese«), wobei die Gefäße selbst deutlich abgegrenzt werden können (■ Abb. 3.6c).
- OCT-CIrrus: ähnlich zu GDx Pro mit deutlich vermindertem NF-Befund. Anstiege nach temporal oben R>L, hauptsächlich im Bereich der Gefäße. Gefäße selbst aber nicht abgrenzbar (■ Abb. 3.6d).
- OCT-Topcon: ähnlich zu GDx Pro und OCT-Cirrus. Auch hier zeigen sich bei deutlich verminderter NF-Schichtdicke Anstiege hauptsächlich um die Gefäße, die aber selbst nicht abgrenzbar sind (■ Abb. 3.6e).

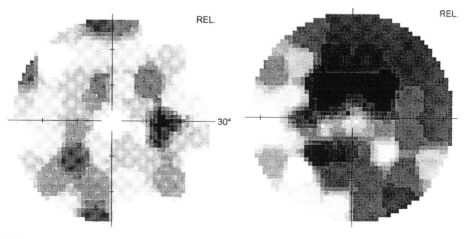

■ **Abb. 3.6 a** Gesichtsfeld

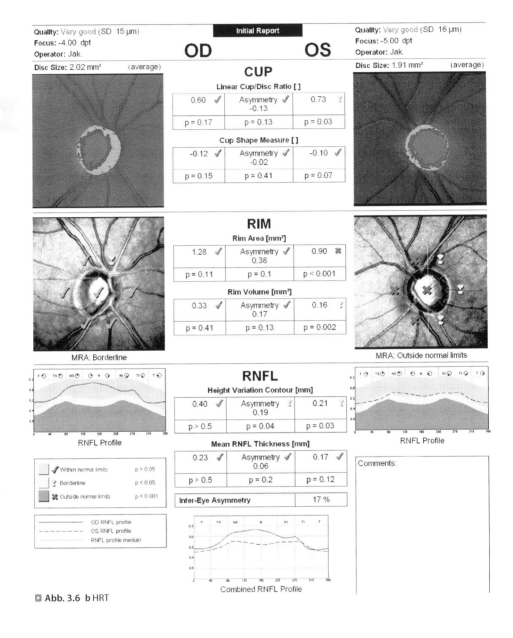

Abb. 3.6 b HRT

Diskussion

Bei Glaukom bleiben die NF häufg 30–40 µm um die großen Gefäße herum, wo sie direkt per Diffusionem versorgt werden, besser erhalten als im Kapillarbereich. Deshalb kann man bei GDx und OCT häufig NF-Anstiege um die Gefäße herum beobachten. Dabei ist eine gute Bildqualität wichtig, da insbesondere Bewegungsartefakte durch Reflektionen an den Gefäß- wänden (»burning branches«) auch Anstiege um die Gefäße herum vortäuschen können.

Bei unserer Patientin führten wir links aufgrund des IOD-Anstiegs bei zunehmender Fil- terkisseninsuffizienz ein Filterkissen-Needling mit 5 FU durch. Anschließend war das Filter- kissen links zwar größer, aber nicht so wie das rechts. Unter einer lokalen 1fach-Therapie liegen die IOD-Werte bei rechts 14 mmHg und links 17 mmHg. Je nach Verlauf muss ein erneutes Filterkissen-Needling oder eine Filterkissen-Revision diskutiert werden.

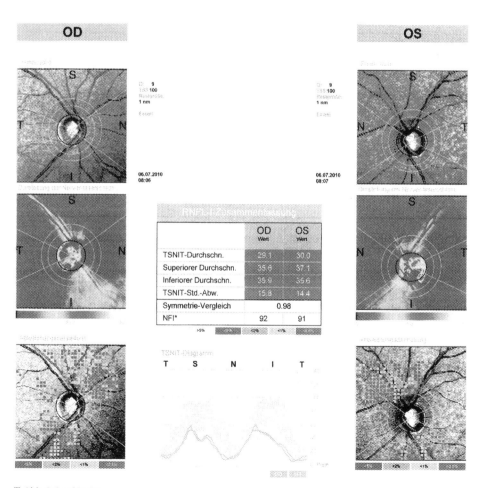

OD   **OS**

RNFL-Zusammenfassung

	OD Wert	OS Wert
TSNIT-Durchschn.	29.1	30.0
Superiorer Durchschn.	35.6	37.1
Inferiorer Durchschn.	35.9	35.6
TSNIT-Std.-Abw.	15.8	14.4
Symmetrie-Vergleich	0.98	
NFI*	92	91

Abb. 3.6 c GDx Pro

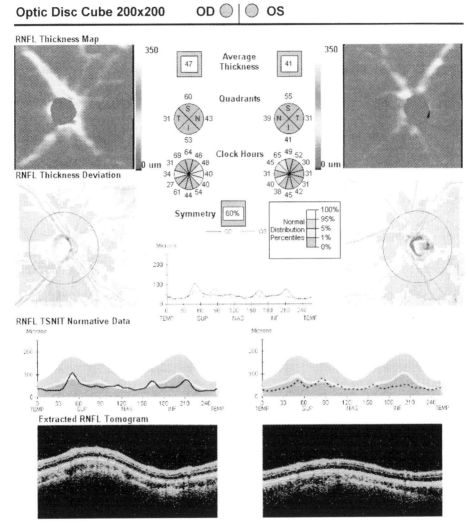

Abb. 3.6   d OCT-CIrrus

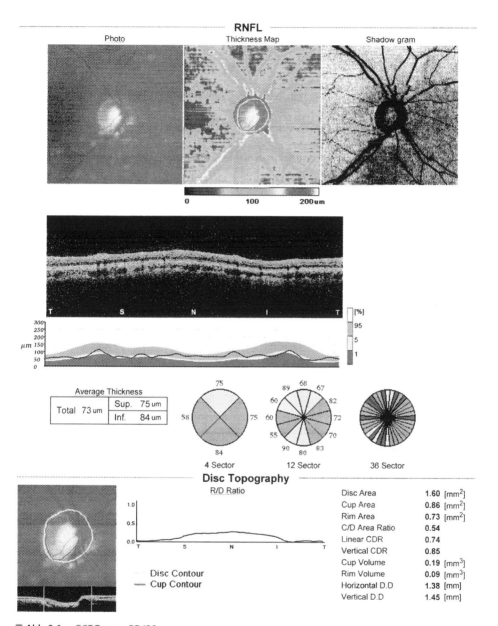

RNFL

Photo	Thickness Map	Shadow gram

0   100   200 um

[%]
95
5
1

Average Thickness	
Total 73 um	Sup. 75 um
	Inf. 84 um

4 Sector

12 Sector

36 Sector

Disc Topography

R/D Ratio

Disc Contour
Cup Contour

Disc Area	1.60	[mm²]
Cup Area	0.86	[mm²]
Rim Area	0.73	[mm²]
C/D Area Ratio	0.54	
Linear CDR	0.74	
Vertical CDR	0.85	
Cup Volume	0.19	[mm³]
Rim Volume	0.09	[mm³]
Horizontal D.D	1.38	[mm]
Vertical D.D	1.45	[mm]

Abb. 3.6 e OCT-Topcon OD/OS

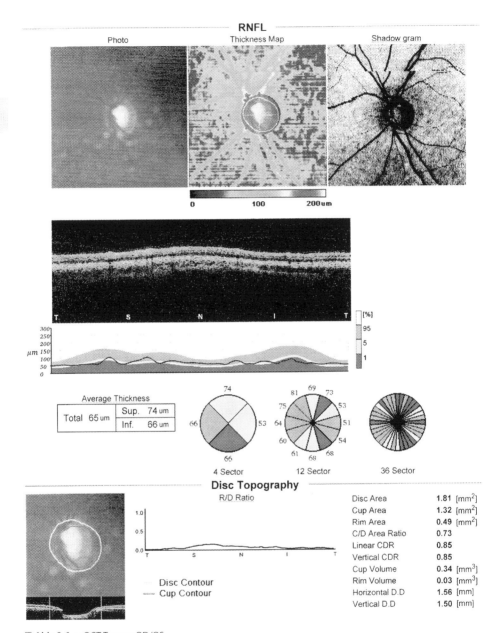

Abb. 3.6   e OCT-Topcon OD/OS

Fall 7

Anamnese, Befund

- Patient, 73 Jahre alt.
- Seit vielen Jahren OWG bekannt. Mit lokaler 2fach-Therapie IOD rechts 15 mmHG und links 13 mmHg.
- VF cc rechts = 0,8 p, links cc = 1,0 p.
- VAA: beginnende Katarakt.
- Papillenexkavation rechts 0,7–0,8 CDR, links 0,6–0,7 CDR.
- GF: R>L relative Ausfälle (◙ Abb. 3.7a).

Nervenfaserdiagnostik: Nervenfaserbündeldefekte – lokalisierte *Ausfälle*.

- HRT: Rechts im Reflektionsbild nach temporal oben und temporal unten dunkler Bereich zu erkennen. In der TSNIT-Kurve temporal oben im Normalbereich, nasal oben grenzwertig, nasal unten und temporal unten vermindert. Links TSNIT-Kurve temporal oben und nasal oben im Normalbereich, von nasal unten nach temporal unten steiler Abfall, Werte aber noch grenzwertig, im Reflektionsbild nicht zu erkennen. Abgrenzbarkeit der Gefäße nicht erkennbar (◙ Abb. 3.7b).
- GDx Pro: Rechts temporal unten betont und temporal oben deutliche Nervenfaserbündeldefekte. Links temporal unten deutlicher Nervenfaserbündeldefekt und temporal oben bogenförmiger NF-Schlitzdefekt, den man sehr gut in dem Polarisationsbild und der TSNIT-Kurve sehen kann. Unterhalb dieses deutlichen NF-Schlitzdefekts V. a. 2 weitere feine, beginnende NF-Schlitzdefekte. Ausschluss der Gefäße von der NF-Messung gut zu erkennen (◙ Abb. 3.7c).
- OCT-CIrrus: Bds. NF-TSNIT-Linie ähnlich zu GDx Pro. Rechts NF-Bündel-Defekte insbesondere nach temporal unten und temporal oben. Links NF-Bündeldefekt temporal unten und besonders deutlich bogenförmig temporal oben. Abgrenzbarkeit der Gefäße nicht erkennbar (◙ Abb. 3.7d).
- OCT-Topcon: Ähnlich wie GDx und OCT-Cirrus. R temp-unten betont und temp-oben deutliche Nervenfaserbündeldefekte bei nasal erhaltenen NF. L temp-unten deutlicher Nervenfaserbündeldefekt und temp-oben bogenförmiger NF-Schlitzdefekt. Ausfälle in der TS-NIT-Kurve und dem OCT-Bild besser zu sehen als in der NF-Schichtdicken-Karte. Abgrenzbarkeit der Gefäße nicht erkennbar (◙ Abb. 3.7e).

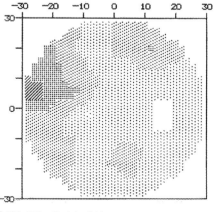 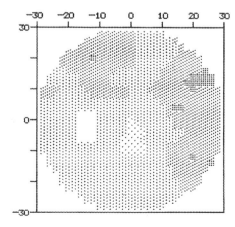

◙ **Abb. 3.7 a** Gesichtsfeld

Diskussion

Bei unserem Patienten mit reguliertem IOD und stabilen Befunden wird die lokale 2fach-Therapie weiter durchgeführt. Regelmäßige Kontrollen sind alle 3 Monate vorgesehen.

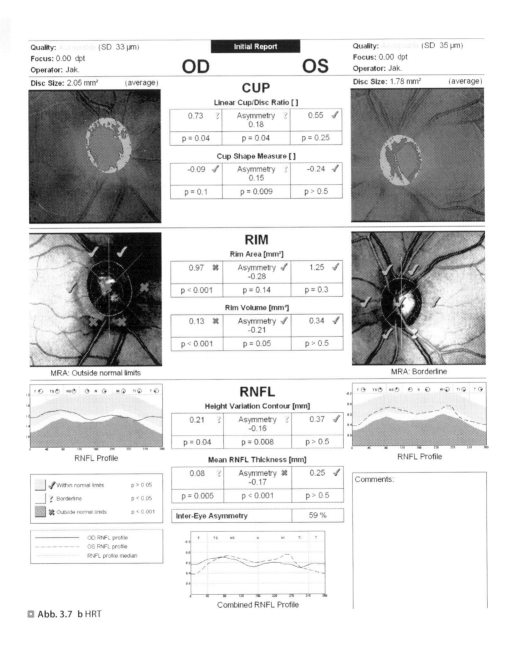

Abb. 3.7 b HRT

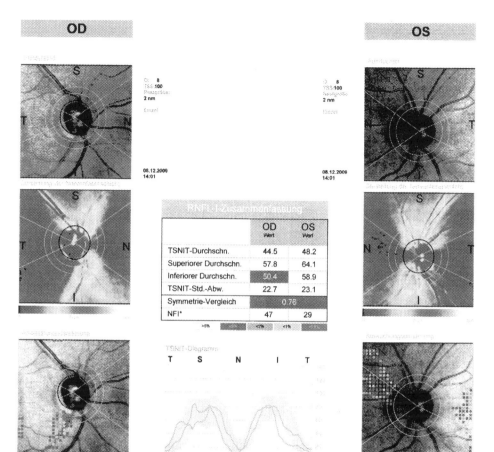

OD

OS

	OD Wert	OS Wert
TSNIT-Durchschn.	44.5	48.2
Superiorer Durchschn.	57.8	64.1
Inferiorer Durchschn.	50.4	58.9
TSNIT-Std.-Abw.	22.7	23.1
Symmetrie-Vergleich	0.76	
NFI*	47	29

Abb. 3.7 c GDx Pro

Optic Disc Cube 200x200   OD ◯ | ◯ OS

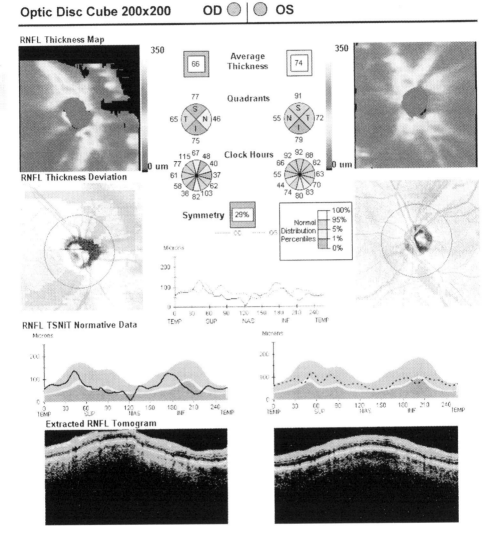

⬚ **Abb. 3.7 d** OCT-CIrrus

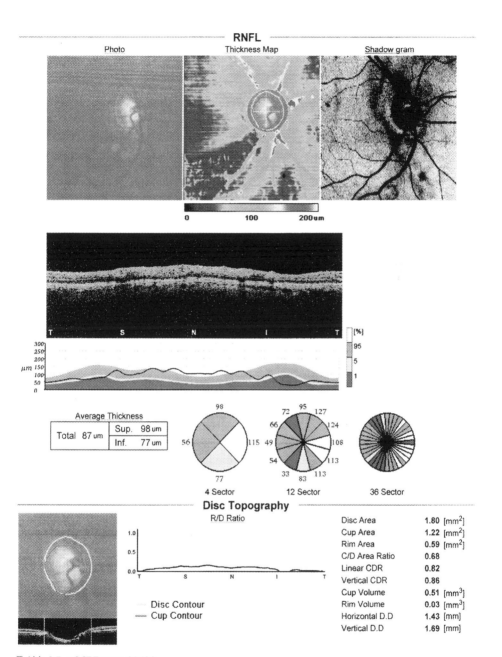

RNFL

| Photo | Thickness Map | Shadow gram |

0   100   200um

[%]
95
5
1

Average Thickness		
Total 87 um	Sup. 98 um	
	Inf. 77 um	

4 Sector

12 Sector

36 Sector

Disc Topography

R/D Ratio

— Disc Contour
---- Cup Contour

Disc Area	1.80 [mm²]
Cup Area	1.22 [mm²]
Rim Area	0.59 [mm²]
C/D Area Ratio	0.68
Linear CDR	0.82
Vertical CDR	0.86
Cup Volume	0.51 [mm³]
Rim Volume	0.03 [mm³]
Horizontal D.D	1.43 [mm]
Vertical D.D	1.69 [mm]

Abb. 3.7 e OCT-Topcon OD/OS

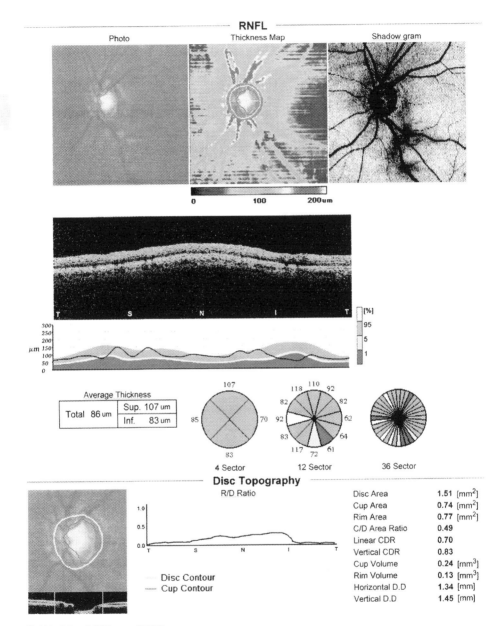

◻ **Abb. 3.7 e** OCT-Topcon OD/OS

Glaukomchirurgie

H. Thieme

Einleitung

Die Glaukomchirurgie neuerer Zeit wurde in den 60er Jahren des vorigen Jahrhunderts mit der Trabekulektomie nach Cairns eingeleitet. Seitdem ist diese Methode immer weiter verfeinert worden, und es gesellten sich in den folgenden Jahrzehnten weitere glaukomchirurgische Operationsmethoden an die Seite. Für den niedergelassenen Kollegen ist es von großer Wichtigkeit, über die verschiedenen Verfahren informiert zu sein, da einerseits die Patienten heute über Internet oftmals große eigene Erfahrungen und Wissensschatz mitbringen, andererseits aber auch, um die Patienten in geeigneter Form beraten und auf den Klinikaufenthalt vorbereiten zu können. Die Kenntnis über die verschiedenen Verfahren ermöglicht auch, einen Einblick in die Entscheidung eines Glaukomchirurgen zu erlangen. Es wird dann verständlicher, warum der Patient mit eben dieser oder jener Glaukomoperation aus der Klinik in die Praxis zur ambulanten Kontrollen zurückkehrt. Die Faktoren, die für die eine oder andere Glaukomoperation entscheidend sind, können mannigfaltig sein; sie liegen zum Teil in den klinischen Umständen (z. B. Anzeichen einer fortschreitenden Progression, Zieldruckvorgaben oder aber auch anatomische Besonderheiten), aber auch logistische Fragestellungen wie DRG-Abrechnungen und Pauschalen, Kostenabdeckung und Bereithaltung verschiedener Operationsverfahren in dem jeweiligen operativen Zentrum. Glaukomchirurgie ist, anders als z. B. die Kataraktchirurgie, nicht gekennzeichnet durch einen klar vorgegebenen Weg und streng standardisierte Verfahren. Vielmehr können hier viele Wege zum Ziel führen und die angestrebte Drucksenkung für den Glaukompatienten auf verschiedenartige Weise erzielt werden.

Verfahren

Die nun folgende Liste erhebt bei weitem keinen Anspruch auf Vollständigkeit. Die Modifikationen der einzelnen glaukomchirurgischen Verfahren können vielfältig sein, wie auch die Möglichkeiten der operativen Verfahren an sich. Für die Trabekulektomie z. B. bestehen verschiedenartige Herangehensweisen, Präparationstechniken, Einsatz von Antimetaboliden (ja oder nein), Anzahl von Skleradeckelfixationsfäden, postoperatives Management und die Gabe von postoperativen 5-FU-Injektionen. Allein dieses einzelne Operationsverfahren, seit den 60er Jahren des letzten Jahrhunderts von Cairns in die Ophthalmologie eingeführt, zeigt, wie verschiedenartig Glaukomchirurgie sein kann. Im Rahmen des hier vorgestellten Beitrags soll im Wesentlichen auf sechs Verfahren kurz eingegangen werden.

Fistulierende Verfahren (Trabekulektomie)

Dieses Verfahren ist von allen fistulierenden Verfahren dasjenige, das die längste Anwendungszeit besitzt. Eine Nachbeobachtung für diese Methode besteht seit mehr als 40 Jahren. Die Trabekulektomie wurde nach initialer Einführung durch Cairns verschiedenartig abgewandelt und die Entstehung eines Sickerkissens wurde schon bald als vorteilhaft angesehen. Die Trabekulektomie ist auch heute noch gut geeignet, bei sehr niedrigen Zieldruckvorgaben die erforderlichen Druckwerte zu erreichen (◨ Abb. 4.1). Intraoperatives und postoperatives Komplikationsmanagement sind ausreichend sicher und gut beschrieben. Der Gefahr der Hypotonie wird begegnet durch das Anlegen von mehreren Skleradeckelfixationsfäden (in der Regel vier) und postoperative Suturolysen. Die Vernarbung des Sickerkissens lässt sich heute relativ gut durch den Ansatz von Antimetaboliden mit Mitomycin C und 5-FU steuern. Die Hypotonie selbst kann durch transkonjunktivale Nahtnachlegung behoben werden. Die mittel- bis langfristig

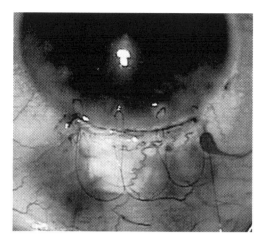

Abb. 4.1 Trabekulektomie

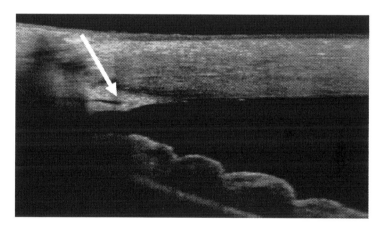

Abb. 4.2 Kanaloplastik

immer noch auftretenden Sickerkissenvernarbungen kann mittels Needling erfolgreich bekämpft werden.

Nichtfistulierende Verfahren

Hierzu zählen Operationsmethoden wie tiefe Sklerektomie oder Viskokanalostomie. Zu diesen Verfahren gesellte sich in den letzten Jahren die 360°-Kanaloplastik (nach Stegmann; ◘ Abb. 4.2). Hierbei wird mittels eines beleuchteten Mikrokatheters der Schlemm-Kanal 360° sondiert und mittels dieses Katheters ein 10×0 Prolene-Faden im Schlemm-Kanal positioniert und unter Fadenspannung das Trabekelwerk aufgespannt. Die Operationsmethode ist insbesondere für Patienten geeignet, die moderate Zieldrücke erreichen müssen. Die Patienten und auch Träger von Kontaktlinsen wissen den postoperativen Verlauf zu schätzen, der sich ganz ohne Sickerkissen und Antimetabolite gestaltet. Die Methode ist insbesondere geeignet, zu guter Drucksenkung beizutragen, wenn sie mit Phakoemulsifikation kombiniert wird.

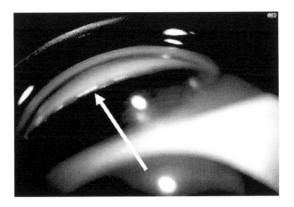

⊡ Abb. 4.3 Stent

Kammerwinkelgestützte Verfahren

Hier sind in erster Linie die Stents zu nennen, die in den Kammerwinkel eingeführt werden, so einen Teil des Schlemm-Kanals offenhalten und an die nachgeschalteten Kollektorkanäle anschließen (⊡ Abb. 4.3). In diesem Zusammenhang müssen auch die selektive Laser-Trabekuloplastik (SLT) sowie die Argonlaser-Trabekuloplastik (ALT) genannt werden. Zu den kammerwinkelgestützten Verfahren gehört auch das neuartige Trabektom, das eine Trabekulotomie ab interno darstellt. Die Drucksenkung durch kammerwinkelgestützte Verfahren ist eher moderat; über einige Verfahren ist im Bezug auf die Literatur das letzte Urteil noch nicht gesprochen.

Drainage-Implantate

Molteno entwickelte 1979 das erste episklerale Drainage-Implantat, das später durch die Baerveldt-Implantate und das Ahmed-Ventil ergänzt worden sind. Diese Liste erhebt keinen Anspruch auf Vollständigkeit. Im Wesentlichen teilt sich der Markt unter diesen drei genannten Glaukom-Drainage-Implantaten auf; ihnen allen gemeinsam ist eine episkleral fixierte Basisplatte und ein Silikonschlauch, der die Basisplatte mit der Vorderkammer verbindet. Lediglich das Ahmed Ventil verfügt über einen Ventil-Mechanismus, die postoperative Drucklage auf 10 bis 12 mm Hg einstellt. Die Drainage-Implantate werden in unseren Kreisen eher bei mehrfach voroperierten Fällen implantiert. In den USA werden die Implantate früher eingesetzt und haben dort auch eine höhere Erfolgsrate. Grundsätzlich besteht für alle Drainage-Implantate das Problem der fibrösen Abkapselung, die den Augeninnendruck nach einiger Zeit wieder ansteigen lassen können, so dass mit Reoperationen zu rechnen ist (⊡ Abb. 4.4).

Zyklodestruktive Verfahren

Hier sind als Erstes zu nennen die Zyklokryokoagulationen und die Destruktion des Strahlenkörpers mittels Laser, in Mainz durchgeführt mittels kontrollierter Zyklofotokoagulation (sog. COCO, ⊡ Abb. 4.5). Die zyklodestruktiven Verfahren kommen im Wesentlichen dann zum Einsatz, wenn andere Methoden wie fistulierende/nichtfistulierende oder Glaukom-Drainage-Implantate-Methoden ausgeschöpft worden sind. Es können aber auch in Einzelfällen zyklodestruktive Verfahren zum Einsatz kommen, wenn das Operationsrisiko zu hoch erscheint (z. B. einzige und letzte Augen, buphthalmische Augen mit hohem operativen Risiko sowie ein fast erreichter Zieldruck, der z. B. durch eine kontrollierte Zyklofotokoagulation erreicht werden soll). Die zyklodestruktiven Verfahren sind auch geeignet bei starken Compliance-Problemen

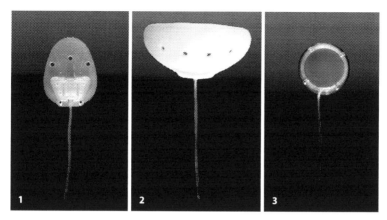

☒ Abb. 4.4 Implantate

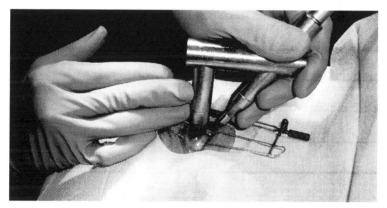

☒ Abb. 4.5 COCO

oder Allergien auf Medikamente. So kann das eine oder andere Medikament eingespart werden, ohne dass die sog. »große« Glaukomoperation durchgeführt werden muss.

Trabekulotomie

Diese wird nur ansatzweise gestreift. Die Trabekulotomie ist nach wie vor noch das Standard-verfahren für die Behandlung kongenitaler und kindlicher Glaukome. Das Wesen dieser Er-krankung ist das Überwachsen des Kammerwinkels mit unreifem Gewebe, das durch die Tra-bekulotomie aufgerissen und entfernt wird. Die Erfolgschancen für diese Operation liegen zwischen 70 und 80% (je nach Literaturangabe); sie kann ggf. in einem andern Quadranten wiederholt werden.

Fallvorstellungen

Im Folgenden werden nun 5 klinische Fälle vorgestellt, die helfen sollen, die Entscheidung für (aber auch gegen) eine Glaukomoperation zu treffen und diese Entscheidung zu verstehen.

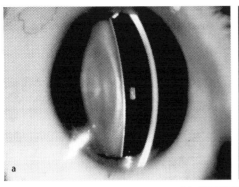
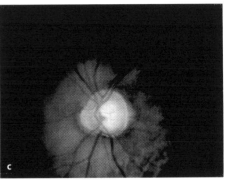
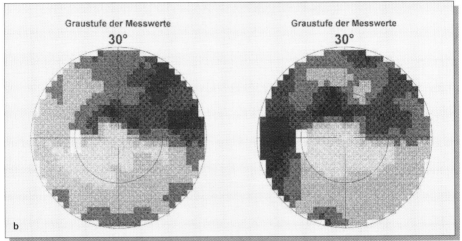

Linkes Auge GF
10/2008

Linkes Auge GF
09/2009

◻ **Abb. 4.6** **a** Vorderer Augenabschnitt, **b** Gesichtsfelder rechts/links, **c** Papille linkes Auge

Fall 1 (◻ Abb. 4.6a–c)

- 75-jährige Patientin.
- Glaukom seit 2000, kein PEX, keine AMD.
- Dreifachtherapie (Betablocker/Carbonanhydrase in Kombination + PG).
- Kommt mit Tropfen eher schlecht zurecht.
- Im Druckprofil 17–19 mmHg BA.
- Visus 0,5 RA; 0,63 LA.
- Visusrelevante Katarakt BA.

Für die Patientin erhebt sich die Frage, welcher Zieldruck für diesen Fall ausreichend sei. Die Patientin stellt mit allen Befunden einen weit fortgeschrittenen Glaukombefund dar. Sie gehört damit klassischerweise zu der Patientengruppe, die für die Advanced Glaucoma Intervention Study (AGIS-Studie) rekrutiert worden ist. Hier konnte in dieser 7-Jahres-Studie nachgewiesen werden, dass ab einem Mitteldruck von 12,8 die Patienten keine Progression in Gesichtsfeld mehr aufwiesen. Diese Patientin ist deshalb am besten mit einem Zieldruck von 13 und darunter eingestellt. Da sie mit den Tropfen eher schlecht zurechtkommt und im Tagesdruckprofil deutlich über dem Zieldruck liegende Werte gemessen werden konnten, ist die Frage, ob die Patientin operiert werden sollte oder nicht, prinzipiell mit ja zu beantworten. Als zusätzliche Information ist bekannt, dass bei der Patientin eine medikamentöse Mydriasis zu einer Drucksteigerung führt (bis Drücke um 35 mmHG) und gleichzeitig eine visusrelevante Katarakt vorliegt. Der Visus beträgt 0,5 und 0,63. Die Vorderkammer ist relativ flach und der Kammerwinkel eingeengt. Deshalb kann die Frage, mit welchen operativen Verfahren hier zunächst begonnen werden sollte, relativ klar beantwortet werden. Bei engen Kammerwinkeln, visusrelevanter Katarakt und nicht genügend eingestelltem Augeninnendruck kann zunächst durch eine Kataraktoperation eine Drucksenkung erzielt werden. Dies ist insbesondere bei dem hier vorliegenden Fall anzuraten, da sich durch die Implantation einer relativ schmalen Kunstlinse der Kammerwinkel gut vertieft werden kann und die Drucklage durchaus normalisiert werden kann. Eine eventuell später notwendige Trabekulektomie oder Kanaloplastik kann in Erwägung gezogen werden, sofern die Augeninnendrucklage nach der Kataraktoperation nicht zufriedenstellend gelöst ist.

Fall 2 (☐ Abb. 4.7a,b)

- 69-jährige Patientin.
- POWG (Erstdiagnose 2003).
- Kein PEX, keine Pigmentdispersion.
- Mäßige inzipiente Katarakt.
- Tensio unter 3fach-Therapie bis 23 mmHg R/L.
- Pachymetrie beidseits normale HH-Dicke.
- Visus RA = 0,8, LA = 0,8.
- Fortgeschrittene Gesichtsfeldausfälle über 3 Jahre L>R.
- Voroperationen 2fach ALT R/L (Drucksenkung nur vorübergehend).

Analog zu Fall 1 ist auch diese Patientin eine klassische AGIS-Studie-Patientin mit weit fortgeschrittenen Befunden im Gesichtsfeld und Papillenschaden mit Bjerrum-Skotom nasaler Stufe und Respektierung der horizontalen Mittellinie. Für die operative Entscheidung ist auch hier

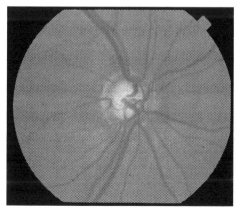
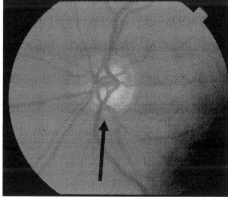

OD   OS

☐ **Abb. 4.7 a** Papillenfotos rechts/links mit Pfeil auf Kerbe

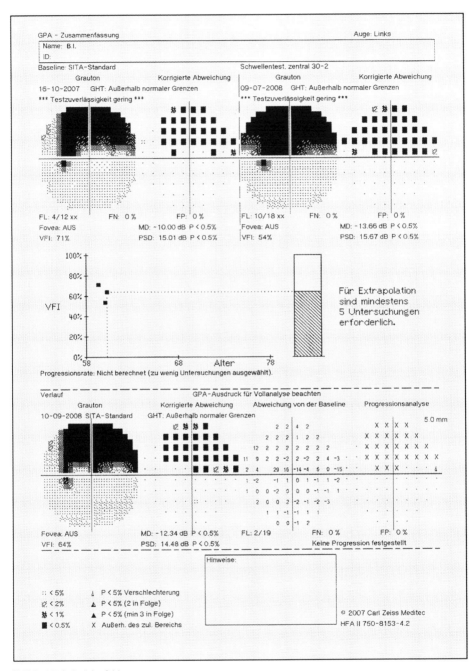

◙ **Abb. 4.7 b** Gesichtsfeld

wieder der Augeninnendruck maßgeblich, der trotzt Dreifachtherapie bis 23 mmHg nach oben schwankt und deshalb nicht ausreichend im Zieldruckbereich angesiedelt ist. Ein Korrekturfaktor im Bezug auf die Hornhautdicke kann hier bei normaler Hornhautdicke nicht angewendet werden. Eine Kataraktoperation ist eher nicht indiziert, da der Visus bei subjektiver Beschwerdefreiheit beidseits noch 0,8 beträgt. Diese Patientin hatte sich im Internet und durch entsprechende Informationen vom Augenarzt über die neuartige Operationsmethode der 360°-Kanaloplastik informiert und bat darum, dieses neue Verfahren bei sich angewendet zu bekommen, sofern operiert werden sollte. Ein entscheidender Hinweis für die möglichen Schwierigkeiten, diese Operation durchzuführen, ergibt sich aus der Anamnese. Bei der 360°-Kanaloplastik wird der Katheter in der gesamten Zirkumferenz des Schlemm-Kanals eingeführt und während des Vorschiebens auch Viskoelastikum in das Lumen des Kanals appliziert. Das Vorschieben dieses Katheters ist für die Funktion der Operation essentiell, da der Katheter als Werkzeug benutzt wird, einen 10×0 Prolene-Faden im Schlemm-Kanal zu positionieren. Nach Anspannen und Verknüpfen dieses Fadens ist eine dauerhafte Dehnung des Trabekelmaschenwerks und der Kollektorkanäle gewährleistet. Das bedeutet aber auch, dass die Operationsmethode nur zum Teil erfolgreich ist, wenn der Faden nicht zu positionieren ist oder, anders gesagt, der Katheter nicht über die gesamte Zirkumferenz des Schlemm-Kanals vorgeschoben werden kann. Die in der Anamnese aufgezeigten vorherigen operativen Verfahren, wie zweifache Argonlaser-Trabekuloplastik, legen den Verdacht nahe, dass Vernarbungen im Kammerwinkel bestehen könnten, die den Erfolg der Operationsmethode fraglich machen könnten. Die Literaturangaben und auch die Erfahrungen einzelner Chirurgen sind zu diesem Punkt noch uneinheitlich. Es klingt jedoch plausibel, dass, wenn Vernarbungen im Schlemm-Kanal vorliegen, ein Vorschieben des Katheters blockiert werden könnte und damit die Operationsmethode nicht wie geplant durchgeführt werden kann. Ebenso undeutlich ist die Datenlage für überfrachtete Kammerwinkel wie etwa solche mit Pseudoexfolationsmaterial oder Pigment. Das Verfahren sollte ebenfalls nicht angewendet werden bei engen Kammerwinkeln. Die jüngere Literatur weist darauf, dass eine Kombination der Kanaloplastik mit Phakoemulsifikation zu einer besseren Drucksenkung führt als Kanaloplastik ohne Phako.

In diesem vorliegenden Patientenbeispiel ist deshalb von einer Kanaloplastik abzuraten und der Weg zur fistulierenden Operation zu wählen.

Fall 3

- 11-jähriger Junge, P.K.
- R/L kongenitales Glaukom.
- Positive Familienanamnese.
- Nystagmus, Cousine-Heirat.
- Vier weitere Kinder betroffen.
- Zustand nach mehrfachen Glaukomeingriffen
- Aktuell: RA Tensiodekompensation bis 40 mmHg unter 4fach-Therapie

Der Knabe ist mit 2 bis 3 Jahren auffällig geworden mit Buphthalmus und hohen Augeninnendrücken. Die Hornhaut war beidseits trübe und es wurde bereits zu dieser Zeit mit Trabekulotomien begonnen, eine operative Drucksenkung zu erzielen. Leider ist bei dem Jungen sowie auch bei den anderen Mitgliedern der Familie die Trabekulotomie nicht ausreichend effektiv gewesen, so dass in der Folge weitere glaukomchirurgische Eingriffe notwendig waren. In der Vergangenheit gab es lange Phasen von nichtbehandelten hohen Augeninnendrücken, ohne dass ein Arzt konsultiert worden wäre. Dies hat in der Folge zu einem weiteren Verlust des

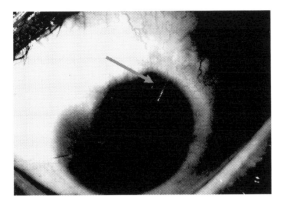

 Abb. 4.8 Postoperativer Situs

Gesichtsfelds sowie auch der zentralen Sehschärfe geführt, so dass zurzeit lediglich eine best-korrigierte Sehleistung von 0,1 rechts sowie 0,05 links besteht. Der Patient präsentierte sich mehrfach in der Vergangenheit mit starken Tensio-Dekompensationen bis 40 mmHg, teils unter 4fach-Therapie mit Diamox-Gabe. Hier zeigte sich eine Therapieresistenz, so dass davon ausgegangen werden kann, dass die natürlichen Abflussstrukturen des Auges nur noch sehr unzureichend funktionieren. Es wurde deshalb entschieden, an beiden Augen ein Glaukom-Drainage-Implantat zu implantieren, um den Augeninnendruck dauerhaft zu senken. Diese Operation (Ahmed-Ventil) wurde sowohl am linken als auch am rechten Auge durchgeführt. Der Ventilmechanismus des Ahmed-Implantats stellte sicher, dass postoperativ keine Hyperto-nien aufgetreten sind. Leider kam es zwei Jahre nach der Implantation des Ahmed-Ventils am rechten Auge zu einer Einkapselung und Einwachsung des Ventils, so dass im Oktober 2010 eine Kapselausschneidung notwendig wurde. Seitdem liegt der Druck am rechten Auge bei 10 mmHg, während am linken die Kapselausschneidung noch aussteht und für Ende 2010 ge-plant ist. Ein postoperativer Situs ist in Abb. 4.8 sichtbar. Die Frage, ob die Operation mit Mitomycin C kombiniert werden sollte oder nicht, lässt sich aus der Literatur nur unzureichend beantworten. Hier gibt es widersprüchliche Angaben über eine Verbesserung des Erfolgs durch Mitomycin C sowie auch eine Verschlechterung bei Kindern, die Drainage-Implantate mit Mitomycin-C-Applikation intraoperativ erhalten haben. Die Gabe von Mitomycin C in solchen Situationen bleibt individuell abgewogen. Einige Operateure benutzen die Substanz bei Kindern grundsätzlich nicht, andere sehen die Indikation, bei wiederholter Abkapselung antiproliferativ zu unterstützen, gegeben.

Fall 4 (Abb. 4.9a,b)

- 77-jährige Patientin.
- POWG (Erstdiagnose 2005).
- Kein PEX, keine Pigmentdispersion.
- Fortgeschrittene Katarakt.
- Tensio unter 3fach-Therapie 19–27 mmHg rechts und 18–25 mmHg links.
- Pachymetrie beidseits normale HH-Dicke.
- Visus RA = 0,32; LA = 0,25.
- Im Gesichtsfeld diffuse Ausfälle, teils mit nasalen Stufen nach Rönne.
- In der Praxis stets schwankende Werte (IOD) und Angaben (GF).

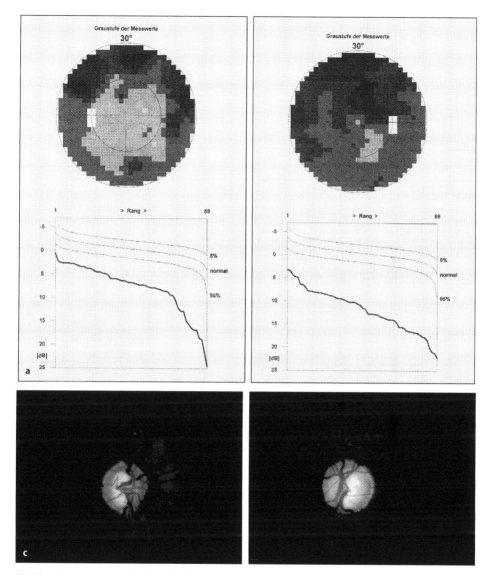

Abb. 4.9 a Perimetrie, **b** Papillenbefunde

Fall 4 ist ähnlich konfiguriert wie Fall 1 und 2, wobei hier die fortgeschrittene Katarakt imponiert. Es zeigt sich eine deutliche Parallelverschiebung der Bebie-Kurve im Gesichtsfeld als auch Ausdruck für die allgemeine Schwellenabsenkung durch die Linsentrübung. Gleichwohl sind glaukomtypische Ausfälle zu verzeichnen, die auch mit den Papillen korrelieren. Der Fall wurde hier vorgestellt im Rahmen der interdisziplinären Fortbildung, um deutlich zu machen, dass Compliance ein wesentlicher Faktor bei der Glaukombehandlung ist. Die Patientin wurde nach der ambulanten Betreuung zum Tagesdruckprofil in die Klinik überwiesen. Hierbei zeigte sich, dass die Augeninnendruckwerte relativ stark schwanken und sich in dem Moment zu normalisieren begannen, nachdem die Schwestern das Tropfregime übernommen hatten. Den betreuenden Schwestern war aufgefallen, dass eine erhebliche Unsicherheit der Patientin beim Öffnen der Tropfenflaschen sowie auch bei der Applikation der Tropfen selbst bestand. In den seltensten Fällen hat der aus der Flasche gepresste Tropfen das Auge auch wirklich erreicht. Dies illustriert deutlich, dass ausreichende Schulung und Einbeziehung von Angehörigen in die Tropfenapplikation der meist älteren Glaukompatienten erforderlich ist. Es ist ratsam, sich die Tropftechnik der Patienten als Arzt vorführen zu lassen, um festzustellen, wann der Patient Schwierigkeiten damit hat. Für die meisten Teilnehmer des Kurses war mangelhafte Compliance ebenfalls ein Grund zu operieren, wenn auch nur ein relativer. Nicht selten führt mangelhafte Compliance zu einer ungenügenden Behandlung von Glaukompatienten. Die Compliance spielt nicht nur bei der Glaukombehandlung eine Rolle, sondern letztlich bei jeder chronischen Erkrankung, die darauf angewiesen ist, dass Patienten über viele Jahre ihre Medikamente nehmen (z. B. Therapie des Bluthochdrucks).

In vorliegendem Fall wurde von den Kursteilnehmern ebenfalls diskutiert, ob eine Kombinationsoperation vorgenommen werden sollte (Trabekulektomie kombiniert mit Phakoemulsifikation oder Kanaloplastik kombiniert mit Phakoemulsifikation). Grundsätzlich ist hierzu die Datenlage unsicher. Es ist z. B. wissenschaftlich noch nicht gesichert, ob die Kataraktoperation vor der Trabekulektomie in Bezug auf die Trabekulektomie erfolgreicher ist als das umgekehrte Vorgehen. Die kombinierten Verfahren hatten in der Vergangenheit das Problem, dass durch erhöhte Fibrinausschüttung die Erfolgsaussichten für das Sickerkissen gemildert worden sind. Hier muss insbesondere in Bezug auf die neuen Kataraktoperationstechniken in Kleinschnitttechnik (Mics und Bi-Mics) die Datenlage durch Studien neu erstellt werden. Die Entscheidung zum kombinierten Operieren ist oft eine patientenindividuelle; einige Patienten treten mit diesem Wunsch an den Operateur heran. Im Prinzip ist die Glaukomoperation, bei der gleichzeitig eine Phakoemulsifikation durchgeführt wird, schlechter vergütet als das zweizeitige Vorgehen (z. B. zuerst Phako und drei Monate später Trabekulektomie). Im Prinzip ist überlegen, ob hier nicht ähnlich wie im Fall 1 vorgegangen werden sollte, insbesondere weil die Patientin bei einem relativ schlechten Visus von 0,32 und 0,25 lag.

Eine frühe Kataraktoperation ist psychologisch sinnvoll, ermöglicht die bessere Beurteilung von Papille und Sehnerv und führt zu Gesichtsfelduntersuchungen, die von den Einflüssen der fortgeschrittenen Linsentrübung unbeeinflusst sind.

Fall 5 (❏ Abb. 5.10a–c)

- 95-jähriger Mann, seit 15 Jahren Glaukom.
- KHK, tiefe Beinvenenthrombose.
- bds. Pseudophak.
- Zweifachtherapie mit PGs und Carboanhydrasehemmer.
- Kommt relativ gut zurecht.
- Zieldruck von 17–18 immer nur sehr knapp erreicht.
- Meistens Druck um die 19–20.

Der vorliegende Fall ist besonders interessant. Wir sehen hier am linken Auge eine Progression im Gesichtsfeld, die jedoch das Sehzentrum selbst noch nicht befallen hat. Das rechte Auge zeigt praktisch keine Progression über einen Zeitverlauf von 5 Jahren. Die Frage ist, ob dieser Patient am Glaukom operiert werden sollte (Zieldruck ist nur knapp erreicht und der Patient kommt mit Tropfen relativ gut zurecht) oder aber medikamentös ergänzt werden sollte, wurde fast einstimmig beantwortet. Bei hohem Lebensalter bei fast praktisch nur geringer Progression über einen langen Zeitraum ist es vertretbar, hier medikamentös noch etwas zu ergänzen (z. B.

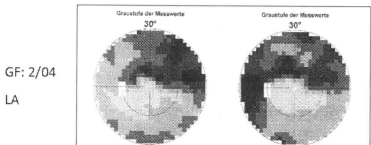

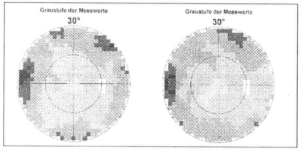

GF: 2/04
LA

GF: 3/09
LA

GF: 2/04
RA

GF: 3/09
RA

Abb. 4.10 a Gesichtsfeld, langer Verlauf

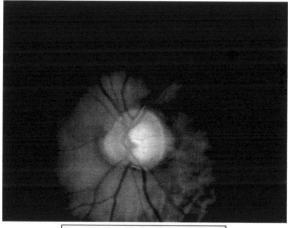

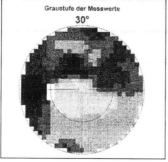

Abb. 4.10 b Papille LA

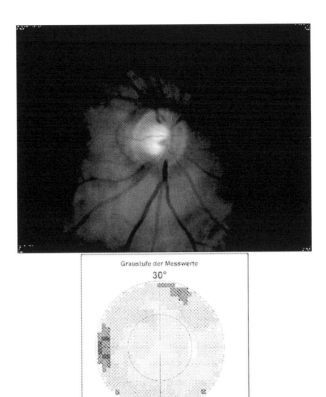

◻ Abb. 4.10 c Papille RA

mit einem Alpha-II-Agonisten). Etwa die Hälfte der Kursteilnehmer sprach sich dafür aus, dass hier im Prinzip keine weitere Therapie eingeleitet werden sollte, um die Lebensqualität des Patienten nicht zu schmälern. Dies soll illustrieren, dass auch die Entscheidung gegen ein operatives Vorgehen durchaus sinnvoll sein kann, insbesondere dann, wenn zu erwarten ist, dass in der Lebenszeit des Patienten die Gesichtsfelddefekte nicht zu einer schweren Sehbehinderung und zu einer groben Beeinträchtigung des Quality of Life führen könnten.

Zusammenfassung

Glaukomchirurgie ist heute eine heterogene Sparte der operativen Versorgung von Glaukompatienten. Die Zeiten, in denen der Operateur lediglich die Trabekulektomie oder die Zyklodestruktion zur Verfügung hatte, sind seit Jahrzehnten vorbei. Insbesondere durch die Einführung von nichtfistulierenden Verfahren, nicht zuletzt der Kanaloplastik, sind die operativen Auswahlmöglichkeiten für den Chirurgen vielfältiger geworden. Die Glaukom-Drainage-Implantate halten für schwierige und ausgesuchte Fälle eine Lösungsmöglichkeit parat. Auch Stents können in Erwägung gezogen werden, wenn nicht allzu niedrige Druckwerte erzielt werden müssen. Der niedergelassene Kollege muss über die verschiedenen Operationsmethoden informiert sein, wie er auch über die verschiedenen Medikamentengruppen Kenntnisse besitzen muss, um dem Patienten den richtigen Weg zu weisen. Nur so ist zu verstehen, warum die eine oder andere Operationsmethode ausgewählt worden ist und welche für den individuellen Patienten in Betracht kommt.

Literatur

AGIS Investigators (2000) The advanced glaucoma intervention study (AGIS) 7. The relationship between control of intraocular pressure and visual field deterioration. Am J Ophthalmol 130: 429–440

American Academy of Ophthalmology (2005) Primary open-angle glaucoma, preferred practice pattern. American Academy of Ophthalmology, San Francisco

Choritz L, Koynov K, Renieri G, Barton K, Pfeiffer N, Thieme H (2010) Surface topographies of glaucoma drainage devices and their influence on human tenon fibroblast adhesion. IOVS 51: 4047–4053

European Glaucoma Society. Terminology and guidelines for glaucoma, 3rd edn. Editrice Dogma, Savona, Italy

Jacobi PC, Dietlein TS, Lüke C, Engels B, Krieglstein GK et al. (2002) Primary phacoemulsification and intraocular lens implantation for acute angle closure glaucoma. Ophthalmology 109: 1597–1603

Jampel HD, Friedman DS, Lubomski LH et al. (2002) Effect of technique on intraocular pressure after combined cataract and glaucoma surgery. An evidence based review. Ophthalmology 109: 2215–2224

Spiegel D, Garcia-Feijoo J, Garcia-Sanchez J, Lamielle H (2008) Coexisting primary open angle glaucoma and cataract: preliminary analysis of treatment by cataract surgery and the iStent trabecular micro-bypass stent. Adv Ther 25: 453–464

Ophthalmika während der Schwangerschaft

C. Vorwerk

Einleitung

Die augenärztliche Behandlung von Patientinnen während der Schwangerschaft und Stillzeit stellt den behandelnden Augenarzt vor eine besondere Herausforderung. Einerseits gilt es zu bedenken, dass mögliche Nebenwirkungen nicht nur die Patientin selbst betreffen können, andererseits ist aber auch das Nebenwirkungsrisiko hinsichtlich des Fötus zu beachten. Dabei sind möglicherweise völlig andere Dosis-Wirkungs-Mechanismen zu berücksichtigen, die nicht systematisch in einer klinischen Anwendung getestet werden können.

Bis heute gibt es in Deutschland keine einheitlichen Leitlinien für die Behandlung von Schwangeren und stillenden Müttern mit Ophthalmika. Eine Reihe von staatlichen Institutionen und Aufsichtbehörden geben Empfehlungen und fassen die bisher gesammelten Erfahrungen zusammen. In der Regel beziehen sich diese Informationen auf Einzelfallbeobachtungen, da aus nachvollziehbaren Gründen keine systematischen Untersuchungen durchgeführt werden können. Da topisch applizierte Augentropfen bei unsachgemäßer Verabreichung ohne Kompression der Caniculi lacrimeles für 3 min nach Applikation zu einer Wirkstoffanreicherung in der Blutbahn führen können und somit in den Körperblutkreislauf der Schwangeren gelangen oder auch zur Anreicherung in der Muttermilch bei Stillenden führen können, sollten die Patientinnen unbedingt über diese relativ einfache Möglichkeit der Minimierung von Nebenwirkungen ausreichend aufgeklärt werden.

Ebenfalls sind die Richtlinien, die von der pharmazeutischen Industrie zur Verfügung gestellt werden, für einzelne Medikamente hinweisend und aussagekräftig. Natürlich sind diese Ausführungen besonders zurückhaltend gefasst, da – wie bereits erwähnt – oft nur von einzelnen Fallberichten Rückschlüsse auf die tatsächliche Gefahr von Nebenwirkungen bezüglich des Fötus gezogen werden können.

Entsprechend der vergangenen zeitlichen Verweildauer eines Medikaments auf dem Anwendungsmarkt können ebenfalls Rückschlüsse auf die Sicherheit in diesen speziellen Fällen gezogen werden. Es ist nicht verwunderlich, dass eines der am längsten auf dem Markt verfügbaren Antiglaukomatosa, Pilokarpin, hinsichtlich des potentiellen Nebenwirkungsrisikos und Spektrums aufgrund der über 100-jährigen Erfahrung natürlich sicherere Aussagen zu potentiellen Nebenwirkungen bei Schwangeren getroffen werden können. Eine generelle Überlegung bei der Auswahl bei einer unvermeidbaren Behandlungsnotwendigkeit sollte somit die langjährige Anwendung eines Medikaments bei Nichtschwangeren sein. Für viele Ophthalmika gibt es tierexperimentelle Untersuchungen hinsichtlich einer potentiellen Fruchtschädigung, die allerdings nicht ohne weiteres auf die spezielle Situation während der Schwangerschaft und Stillzeit auf den Menschen übertragbar sind, nichtsdestotrotz aber bei einer Verordnung oder Empfehlung des Pharmakons und seiner Applikationsweise berücksichtigt werden müssen.

Im Folgenden soll anhand der derzeit verfügbaren Literatur und unter Zuhilfenahme bereits genannter Informationsquellen versucht werden, einen Überblick über den derzeitigen Wissenstand der Anwendung von verschiedenen Ophthalmika während der Schwangerschaft und Stillzeit zu geben. Es wird dabei ausdrücklich darauf hingewiesen, dass neue Erkenntnisse und Beobachtungen auch zu neuen Risikoabwägungen, sowohl in Richtung einer bedenkenlosen Anwendung (z. B. aufgrund von langjähriger Erfahrung) oder aber auch zu einer zurückhaltenden Empfehlung und Kontraindikation (z. B. bei neuen Fallberichten von vermuteten, unerwünschten Nebenwirkungen) führen können.

In Deutschland sind derzeit keine einheitlichen Leitlinien für die medikamentöse Behandlung von Schwangeren und Stillenden vorhanden. Die folgenden Informationen beziehen sich auf Angaben aus der Literatur, Angaben aus der »Roten Liste«, aus dem Zentrum für Embryo-naltoxikologie, Berlin sowie aus Pharmainformationen.

Für Stillende ist allerdings die Anwendung verschiedener, applizierter Augentropfen auf-grund von pharmakologischen Untersuchungen der Muttermilch leichter im Hinblick auf po-tentielle Nebenwirkungen beim gestillten Kind zu beurteilen.

Wichtige weiterführende Informationsquellen für Deutschland sind zunächst das jährlich neu erscheinende Arzneimittelverzeichnis für Deutschland (Rote Liste). Aus diesem Ver-zeichnis können die aktuellen Informationen für die Anwendung bei Schwangerschaft und Stillzeit aktuell nachgelesen werden. Dabei kommt ein Hinweissystem – in Chiffren – zur Anwendung, das die bestmögliche Differenzierung der derzeit bekannten Nebenwirkungen, Kontraindikationen etc. erläutert. Diese Orientierungshilfe beinhaltet auch den nur theore-tisch begründeten Verdacht auf eine Schädigung der Frucht. Eine wichtige Überlegung stellt auch der Anwendungszeitraum während der Schwangerschaft dar, da es entwicklungsbe-dingte Abschnitte von besonderer Empfindlichkeit gegenüber Noxen beim Embryo und Fötus gibt. Das System der Roten Liste fasst die Hinweise während der Schwangerschaft in den Chiffren Gr 1–11 zusammen, wobei Chiffre Gr 1 nach umfangreicher Anwendung beim Menschen keinen Verdacht auf eine embryotoxische oder teratogene Wirkung ergeben haben, während bei Chiffre Gr 11 zugeteilten Arzneimitteln ein Risiko auf mutagene/karzinogen Wirkung besteht.

Anlehnend an dieses System gibt es auch für die Stillzeit eine Chiffreneinteilung von L1–L4, wobei bei Einordnung eines Medikaments in die Chiffre-Gruppe L1 keine Erkenntnisse über den Übertritt des Medikaments in die Muttermilch bestehen und Chiffre-Gruppe L4 von einem Übertritt des Medikaments in die Muttermilch (je nach Dosis, Art und Dauer) mit einer ernst-haften Schädigung gerechnet werden muss. Dieses System der Klassifizierung stellt jedoch auch nur ein Hinweissystem zur Orientierung dar.

Auskunft kann ebenfalls aus dem Pharmakovigilanz- und Beratungszentrum für Embryo-naltoxikologie in Berlin (www.embryotox.de) eingeholt werden. In diesem Zentrum werden bundesweit systematisch alle unerwünschten Arzneimittelwirkungen in Schwangerschaft und Stillzeit erfasst.

Es gilt festzuhalten, dass bei etwa 70% der ca. 1500 zugelassenen Arzneimittel keine detail-lierte Informationen über mögliche Risiken für das ungeborene Leben bestehen.

Aus haftungsrechtlichen Aspekten wird heute in fast allen Beipackzetteln eine prophylak-tische Warnung vor einer Anwendung in der Schwangerschaft ausgesprochen. Die Anwendung (Dosierung) sollte immer laut Vorschrift vorgenommen werden.

Auch für die Anwendung von Ophthalmika während der Schwangerschaft und Stillzeit sollte ständig eine strenge Indikationsprüfung durch den behandelnden Augenarzt erfolgen und im Patientengespräch eine umfassende Aufklärung und Risikoabwägung gemeinsam mit der Patientin garantiert werden.

Antiinfektiöse Therapie

Für eine antiinfektöse Therapie der Augen stehen eine Vielzahl von verschiedenen Wirkstoff-gruppen zur Verfügung. Entsprechend dieser Gruppen können derzeit die folgenden Informa-tionen bezüglich von Ophthalmika zusammengefasst werden:

Chloramphenikol

- Bei systemischer Gabe aplastische Anämie, »Grey-Baby-Syndrom«
- Behandlung sollte während der Entbindung gestoppt werden
- Minimales teratogenes Risiko für den Fötus auch bei Gabe während der Frühschwangerschaft
- Literatur: Lam et al. 2002

Quinolone, Gentamycin, Erythromycin (Kombinationen in vielfältigen AT)

- Keine evidenzbasierten Daten zu erhöhten kongenitalen oder fötalen Abnormalitäten
- Topisch wahrscheinlich geringes Risiko
- Literatur: Czeizel et al. 2000

Aciclovir (Salben)

- Tierexperimentelle Studien – keine teratogenen Effekte
- Gut toleriert von Schwangeren, geringes toxisches Potential
- Literatur: Briggs et al. 1999

Toxoplasmosebehandlung

- Während der Schwangerschaft kann akute TP zu Fehlgeburt, geistiger Retardierung des Kindes sowie okularen, retinalen, zerebralen Erkrankungen des Kindes führen
- Behandlung der Mutter zur eigenen und kindlichen Prävention
- Pyrimethamin und Sulfadiazin sind potentiell teratogen (Knochenmarksuppression)
- Alternativ Spiramycin verwenden – a.G. geringeres Risiko
- Genaue Kontrolle der Blutkonzentration, ggf. Folsäure verschreiben (cave: Hämolyse)
- Literarur: Wong et al. 1994

Antiallergische Therapie

Behandlung der entzündlichen und/oder allergischen Konjunktivitis.

Antihistaminika

- Keine epidemiologischen Studien bei Schwangeren
- Wahrscheinlich sicher in der Anwendung
- Literatur: Seto et al. 1997

Antiinflammatorische Therapie

Behandlung von Transplantatreaktionen und Autoimmunuveitis.

Cyclosporin A

- Nephrotoxizität, Hypertension – für den Fötus Gefahr der Entwicklungsstörung und Fehlbildung
- Genaues Monitoring bei topischer Anwendung
- Literatur: Bar et al. 2003

Kortikosteroide (Prednisolon, Dexamethason)

- Möglicher Zusammenhang zwischen systemischer Anwendung und nichtsyndrombedingten orofazialen Spalten, Herzdefekten sowie Rückenmarksschäden bei Föten
- Mehrere Studien zur teratogenen Wirkung von verschiedenen topischen Kortikosteroiden bei Ratten – keine Assoziation zu humaner Teratogenität – wahrscheinlich durch geringe Dosierung bei topischer Applikation
- Literatur: Carmichael et al. 1999

Intravitreale Anti-VEGF-Therapie

Die Datenlage hinsichtlich einer intravitrealen Anti-VEGF-Therapie bei Schwangeren ist derzeit noch sehr übersichtlich. Tarantola und Mitarbeiter aus Iowa (2010) berichten von 4 Schwangeren, die sie mit einer intravitrealen Bevacizumab-Applikation bei choroidalen Neovaskularisationen bei V. a. okulärer Histoplasmose oder Sarkoidoseuveitits mit 1 bis 6 Injektionen behandelten. Eine Patientin erhielt weitere 6 Injektionen während der Stillzeit. Die mittlere Nachbeobachtungszeit der Mütter betrug 14 Monate. Die zwischenzeitlich ohne Komplikationen geborenen Kinder sind innerhalb der Nachbeobachtungszeit gesund ohne Auffälligkeiten bezüglich körperlicher Entwicklung. Diese Fallstudie von 4 Fällen ist selbstverständlich wiederum nur eine Bestandsaufnahme, aus der nicht allgemeingültige Schlüsse gezogen werden können. Eine größere Fallzahl und längere Nachbeobachtungszeiten sind notwendig, um ein Risiko der Behandlung hinsichtlich der Fötus oder Embryos zu erlauben.

Antiglaukomatöse Therapie

Die Betreuung von glaukomkranken, schwangeren Frauen ist nicht sehr häufig, stellt jedoch, wenn notwendig, an den behandelnden Arzt ein hohes Maß an Verantwortung dar, da neben der systemischen Wirkung bei topischer Anwendung auch eine Fruchtschädigung möglich ist. Eine Erstdiagnose während der Schwangerschaft ist eher selten und in den wenigsten Fällen muss sofort (d. h. im ersten Trimenon) eine Therapie eingeleitet werden. Eine vernünftige Risiko-Nutzen-Abwägung ist notwendig und sollte ausführlich mit der Patientin besprochen werden. Während der Schwangerschaft kommt es zu einer Reihe von physiologischen Veränderungen, die mit einer Senkung des intraokularen Drucks einhergehen.

Physiologische Senkung des IOD durch:
- Steigerung des uveoskleralen Abflusses,
- geänderten Hormonhaushalt,
- Senkung des episkleralen Venendrucks,
- durchschnittliche IOD-Senkung 1,5–3,1 mmHg
- geringe Zunahme der HH-Dicke mit falsch-positiven (erhöhten IOD-Werten).

Generell sollte im ersten Trimenon eine Applikation von Antiglaukomatosa nur bei zwingender Notwenigkeit durchgeführt werden und richtet sich natürlich nach dem Schweregrad der Erkrankung, der bisher aufgetretenen Schädigung und dem bisherigen zeitlichen Verlauf der Progression sowie nach der Patienten-Compliance. Vermeiden sollte man in diesen Fällen, wie bereits eingangs erwähnt, neu auf den Markt gekommene Präparate, da natürlich noch keine Erfahrungen über einen längeren Zeitraum bestehen und somit ggf. auch Einzelfallberichte nicht verfügbar sind. Wesentlich ist eine frühzeitige Aufklärung der Glaukompatientinnen mit Kinderwunsch, um frühzeitig Alternativen bei einer zwingend notwendigen antiglaukomatösen Therapie in Erwägung zu ziehen. Oftmals ist eine zwingende Indikation für eine medikamentöse Glaukomtherapie aufgrund der Vielzahl von operativen Therapiealternativen oder einer möglichen Pausierung in der Frühphase der Schwangerschaft nicht gegeben.

Eine englische Studie mittels Fragebogen zeigt eindruckvoll die Unsicherheit und Probleme bei schwangeren Patientinnen auf. Fragebogenauswertung von 282 behandelten schwangeren Glaukompatienten:

- Weitere Therapie:
  - 31% unsicher,
  - 40% bisherige Therapie ungeachtet der Substanz fortführen.
- Bei notwendigem Neubeginn einer Therapie:
  - 45% Betablocker,
  - 33% Prostaglandinanalogon

Insgesamt hatten in dieser Studie 73 von 282 Ärzten (23%) schon schwangere Glaukompatientinnen behandelt, wobei davon 34% keine Therapie während der Schwangerschaft durchführten und 71% die bisherige Therapie fortsetzten (Vaideanu 2007).

Topische Antiglaukomatosa

Adrenerge Antagonisten (Betablocker)

- Übertritt in die Amnionflüssigkeit – mögliche Entwicklungsstörungen (Herz), fetale Bradykardie und Arrythmie, cave: im 1. Trimenon!
- Eingeschränkte Anwendung im 2. und 3. Trimenon möglich.
- Während Stillzeit problematisch aufgrund einer Kumulation in der Muttermilch (nach topischer Applikation bei der Mutter 5 ng/ml im Plasma vs. 34 ng/ml beim Säugling).
- Mögliche Apnoephasen!

Cholinerge Agonisten (Miotika)

- Keine Hinweise auf Fruchtschäden.
- Tierversuche haben lediglich Wachstumsverzögerungen von Knochen und Zähnen gezeigt.
- Keine Hinweise zu Nebenwirkungen bei Säuglingen.
- Anwendung in der Schwangerschaft erscheint unbedenklich.

Sympathomimetika (adrenerge Agonisten)

- Kontraindiziert während Schwangerschaft, Stillzeit und bei Kleinkindern.
- Statistisch signifikante Häufung von embryonalen Missbildungen durch Vasokonstriktion an Uterusgefäßen.
- Clonidin und Apraclonidin führen zu systemischen kardiovaskulären Nebenwirkungen.
- Für Brimonidin während Schwangerschaft keine Fallbeschreibungen, aber *strenge Kontraindikation* während der Stillzeit und für Kinder (Hypotonie, Bradykardie, Somnolenz bis hin zu komatösen Zuständen).

Karboanhydrasehemmer (topisch)

- Erscheint während der Schwangerschaft unbedenklich.
- Feste Stellung in der Behandlung kindlicher Glaukome (Studienergebnisse bei Kleinkindern).

Mögliche relative Plasmakonzentration könnte bei Neugeborenen eine renale tubuläre Azidose auslösen.

Prostaglandinanaloga

- Chiffre-Gruppe 6 zugeordnet, da in Tierversuchen fetotoxische Wirkung.
- Für die Anwendung für kindliche Glaukome bisher keine Hinweise für ernsthafte Nebenwirkungen, allerdings keine Langzeiterfahrungen.
- Mögliche Bronchokonstriktion und blutdrucksteigernde Wirkung.
- In Schwangerschaft und Stillzeit eher unbedenklich anwendbar.

Hauptgegenanzeige ist eine mögliche Uteruskontraktion (cave: mögliche Wehen auslösende Wirkung!), allerdings erst ab 5 mg i.v. wirksam (entspricht etwa 40 Fläschchen Latanoprost!) Direkten Hautkontakt vermeiden, da eine Wirkstoffaufnahme auch über die Haut erfolgen kann.

Neu: Erste offizielle Zulassung für Latanoprost für juvenile Glaukome aufgrund von Pharmakokinetikstudien im Jahr 2011.

Systemische Antiglaukomatosa

Karboanhydrasehemmer (systemisch)

- Erfahrungen von über 30 Jahren in der Anwendung von Diuretika.
- Sichere Kontraindikation durch Beschreibungen von embryonalen Schädigungen, Teratombildung, metabolischer Azidose.
- Mögliche Thrombozytopenie in der 2. Schwangerschaftshälfte

Osmotika

- Sichere Kontraindikation durch schwere Elektrolytverschiebungen bei Embryo und Säugling.
- Aborte nach Manitol-Gabe beim Frauen beschrieben.
- Im Tiermodell führte es zu Einblutungen an den Extremitäten des Fötus.

Chirurgische Interventionen in Tropfanästhesie (empfohlen Lidocain)

- Zyklofotokoagulation CPC (Wirkung zeitverzögert) bei mäßiger Tensioerhöhung.
- Trabekulektomie mit/ohne 5-FU/Mitomycin?

Im 1. Trimenon kontraindiziert, obwohl keine Literaturhinweise auf Embryotoxizität existieren. Wenn mit fortgeschrittener Schwangerschaft eine Operation erfolgen soll, ausreichend spülen und Kauterisation der epiretinalen Gefäße unbedingt erforderlich.

Zusammenfassung

Bei der Betreuung und Behandlung von schwangeren Glaukompatientinnen gilt es, immer individuelle Faktoren zu berücksichtigen. Entscheidend ist, anatomische und physiologische Besonderheiten am Auge bei einer topischen Tropfenapplikation von Pharmaka zu berücksichtigen und pharmakokinetische Überlegungen in die Risiko-Nutzen-Abwägung einzubeziehen.

Mögliche unerwünschte Nebenwirkungen ergeben sich immer aus der Verfügbarkeit (Konzentration des Wirkstoffs) an der Stelle des Rezeptors. Die Oberfläche der Hornhaut bildet natürlicherweise eine physiologische Barriere gegen die Penetration in tiefere Schichten des Auges. Durch pharmakokinetische Veränderungen von topisch applizierten Wirkstoffen werden somit genau diese Eigenschaften zum einen nutzbar gemacht, zum anderen aber auch durch gezielte Veränderung an den Wirkstoffmolekülen diese Barrierefunktion ggf. umgangen.

Ein wichtiger Aspekt, der bei einer topischen Applikation von Augentropfen oft noch vernachlässigt wird, ist die Tatsache, dass durch unsachgemäßes Träufeln die Drainage des Ductus nasolacrimalis zur einer Resorption des Wirkstoffs in der Naseschleimhaut kommen kann. Dadurch kann es vermehrt zur systemischen Anreicherung des Medikaments im Blut kommen, was zu nicht unerheblichen unerwünschten Nebenwirkungen vor allem auch beim Embryo oder Föten führen kann. Für stillende Mütter gilt als eine wesentliche vorbeugende Maßnahme, Augentropfen entweder 2 Stunden vor oder nach dem Stillen zu applizieren.

Literatur

Bar J, Stahl B, Hod M, Wittenberg C, Pardo J, Merlob P (2003) Is immunosuppression therapy in renal allograft recipients teratogenic? Am J Med Genet 116A: 31–36

Briggs GG, Freeman RK, Yaffe SJ (1999) Drugs in in pregnancy and lactation: aciclovir, 6th edn. Williams & Wilkins, Baltimore

Carmichael et al. Maternal corticosteroid use and risk of selected congenital animalies Am J Med Genet 86(3):242-4. (1999)

Chung CY, Kwok AK, Chung KL (2004) Use of ophthalmic medications during pregnacy. Hong Kong Med J 10: 191–195

Czeizel AE, Rockenbauer M, Olsen J, Sørensen HAT (2000) A teretological study of aminoglycoside antibiotics treatment during pregnancy. Scand J Infect Dis 32: 309–313

Dinslage S (2006) Medikamentöse Glaukomtherapie in Schwangerschaft und Stillzeit. Z Prakt Augenheilk 27: 251–260

Lam RF Lai JS, Ng JS, Rao SK, Law RW, Lam DS (2002) Topical chloramphenicol for eye infections. Hong Kong Med J 8: 44–47

Rote Liste (2010) Arzneimittelverzeichnis für Deutschland. Rote Liste Service GmbH, Frankfurt/M.

Seto A, Einarson T, Koren G (1997) Pregnancy outcome following first trimester exposure to antihistamines: meta-analysis. Am J Perinatol 14: 119–124

Tarantola RM, Folk JC, Boldt HC, Mahajan VB (2010) Intravitreal bevacizumab during pregnancy. Retina 30: 1405–1411

Vaideanu D, Fraser S (2007) Glaucoma management in pregnancy: a questionnaire survey. Eye (Lond) 21: 341–343

Wong SY, Remington JS (1994) Toxoplasmosis in pregnancy. Clin Infect Dis 18: 853–861

Neuroprotektion: Möglichkeiten und Grenzen

W. Lagrèze

In dieser Übersicht soll der aktuelle Stand zur Neuroprotektion aus einer klinischen Perspektive beleuchtet und zusammengefasst werden. Insbesondere wird hierbei der Frage nachgegangen, worin die Diskrepanz zwischen den beachtlichen Erfolgen im präklinisch tierexperimentellen Bereich einerseits und den bisher mangelnden klinischen Beweisen andererseits begründet ist. Zunächst muss aber der Begriff Neuroprotektion definiert werden, da letztendlich bereits eine Vielzahl von Therapien neuroprotektiv sind, z. B. die Augeninnendrucksenkung bei Glaukom oder die chirurgische Druckentlastung bei tumorbedingter Kompression der Sehbahn. Unter Neuroprotektion versteht man jedoch im engeren und eigentlichen Sinne Maßnahmen, die durch direkte Interaktion mit Zelltod-, d. h. apoptoseauslösenden Stoffwechselvorgängen auf molekularer Ebene interagieren. Daraus folgt, dass ein Verständnis der pathophysiologischen Vorgänge auf zellulärer Ebene notwendig ist. Leider ist dies für eine Vielzahl von Erkrankungen, z. B. dem primären Offenwinkelglaukom, bisher kaum vorhanden. In der Neurologie wird hinsichtlich Neuroprotektion zwischen »symptomatic drugs« und »disease modifying drugs« unterschieden. Nur Letztere wären im eigentlichen Sinne neuroprotektiv, während Erstere vielleicht kurzzeitig kognitive Funktionen verbessern, jedoch kein Nervengewebe erhalten können.

In vielen medizinischen Fachbereichen ist der Erhalt zellulärer Struktur und Funktion von großer Bedeutung. Letztendlich sind dabei alle Krankheiten im Fokus, bei denen es zu Zelldegeneration kommt. So ist nicht nur die Augenheilkunde, sondern auch die Neurologie, Kardiologie, Neonatalmedizin oder Anästhesie sehr an zytoprotektiven Therapiekonzepten interessiert. Innerhalb der Augenheilkunde könnten theoretisch alle Krankheiten von Neuroprotektion profitieren, bei denen neuronale Strukturen in Netzhaut und Sehnerv degenerieren. Der potentielle Anwendungsbereich ist dabei groß: So sind die altersbedingte Makuladegeneration (AMD) und Optikusatrophie (OA) in Deutschland die Hauptursachen irreversibler Erblindung. Beide Krankheiten zusammen bedingen pro Jahr und 100.000 Einwohner 11 Erblindungen. Abgesehen von der individuellen Herabsetzung der Lebensqualität betroffener Patienten, liegen die direkten und indirekten Kosten von Blindheit in Deutschland bei jährlich 10 Milliarden Euro. Visusbedrohende, neurodegenerative Augenerkrankungen stellen somit auch volkswirtschaftlich eine Herausforderung dar.

Nachdem die ophthalmologische Neuroprotektionsforschung anfangs auf den Erhalt des Sehnervs abzielte, ist in den letzten Jahren auch die äußere Netzhaut in den Fokus neuroprotektiver Konzepte gerückt. Die zu OA führenden Sehnerverkrankungen sind in der Reihenfolge ihrer Häufigkeit das primäre Offenwinkelglaukom, die Neuritis nervi optici (NNO), die anteriore ischämische Optikusneuropathie (AION), die Kompressionsoptikusneuropathie, die Stauungspapille, die traumatische Optikusneuropathie, Drusen- sowie erbliche Optikusneuropathien. Bis auf das Glaukom und die Stauungspapille stehen für diese Erkrankungen keine Therapien zur Verfügung, die den axonalen Schwund aufhalten könnten. Lediglich bei diesen beiden Erkrankungen ist eine Senkung des Gewebedrucks von Nutzen: Beim Glaukom ist es die Senkung des intraokularen Drucks, bei Stauungspapille die Senkung des intrakraniellen Drucks. Molekularbiologisch zielgerichtete Therapien existieren jedoch für keine der genannten Erkrankungen. Die zum Untergang des retinalen Pigmentepithels und der Photorezeptoren führenden Erkrankungen sind in der Reihenfolge ihrer Häufigkeit die altersbedingte Makuladegeneration, retinale Gefäßverschlüsse und seltener die hereditären Netzhautdystrophien, meist Retinitis pigmentosa und andere Makuladystrophien. Auch für diese Erkrankungen existieren, abgesehen von ersten Fortschritten in der Gentherapie bei Leberscher kongenitaler Amaurose, keine Therapieoptionen, die unmittelbar antiapoptisch wirken. Lediglich für die feuchte AMD, allerdings sehr erfolgreich, steht mit der lokalen Anti-VEGF-Therapie eine wirkungsvolle Maßnahme zur Eindämmung von Makulaödemen zur Verfügung, also eine allenfalls indirekt neuroprotektive Maßnahme. In diesem Zusammenhang sei angemerkt, dass VEGF nicht nur eine angioprotektive und proliferative Wirkung, sondern auch eine neuroprotektive Wirkung hat. Kaum untersucht ist bisher die Induktion neuronaler Schäden durch Anti-VEGF-Therapie.

Aufgrund dieser klinischen Ausgangssituation ist es nicht verwunderlich, dass weltweit intensive Forschungsanstrengungen unternommen werden. So wurden im Jahr 2009 zum Thema Neuroprotektion 2516 Originalarbeiten publiziert. Unter diesen fanden sich jedoch lediglich 33 Arbeiten, die über Ergebnisse randomisierter, prospektiver, klinischer Studien berichteten. Keine dieser Studien befasste sich mit ophthalmologischen Erkrankungen. Diese Sachlage zeigt, dass die Translation grundlagenwissenschaftlicher Erkenntnisse in eine klinische Anwendung außerordentlich schwierig ist und in der Augenheilkunde bisher nicht erfolgreich war.

Schätzungen zufolge wurden bisher an klinischen Studien weltweit ca. 30 Mrd. Euro investiert. Die meisten dieser Studien befassten sich mit neurologischen Erkrankungen. Allein zum Thema Schlaganfall und Schädelhirntrauma existieren weit über 100 Studien, die einheitlich negative Ergebnisse berichten. Bei langsam fortschreitenden chronisch-degenerativen Erkrankungen wurden jedoch zwischenzeitlich positive Studienergebnisse publiziert (◻ Tabelle 6.1). Zwei von den dort gelisteten Medikamenten sind von der amerikanischen Gesundheitsbehörde FDA akzeptiert. Es handelt sich zum einen um die Therapie der amyotrophen Lateralsklerose (ALS) mit der antiglutamatergen Substanz Riluzol und zum anderen um die Therapie des M. Alzheimer mit der ebenfalls antiglutamatergen Substanz Memantin. Interessant ist, dass sich bei keiner der Akuterkrankung, sondern nur bei chronischen Erkrankungen Effekte ergaben.

In der Ophthalmologie existiert eine vergleichsweise geringere Anzahl an Studien. Der derzeitige Stand ist in ◻ Tabelle 6.2 wiedergegeben. Eine der ältesten klinischen Studien in der Ophthalmologie, die durchaus heutigen Qualitätsansprüchen genügt, ist der »Optic Neuritis Treatment Trial«, in dem sich herausstellte, dass die Gabe von Kortikosteroiden nach einer NNO nur einen kurzzeitigen Vorteil in der Visuserholung hat, jedoch langfristig im Vergleich zu Plazebo keinen Vorteil zeigte. In einer jüngsten Studie, allerdings an einem sehr kleinen und

◻ **Tabelle 6.1** Klinische Studien zu Neuroprotektion bei neurologischen Erkrankungen

Erkrankung	Therapie	Ergebnis
Hirntrauma	Diverse	Ø
Schlaganfall	Diverse	Ø
Schizophrenie	Erythropoietin	√
Multiple Sklerose	Erythropoietin	√
Cisplatin-Neuropathie	Vitamin E	√
Amyotrophe Lateralsklerose	Riluzol*	√
Vaskuläre Demenz	Memantin	√
Morbus Alzheimer	Memantin*	√

* FDA approval, Ø = kein Effekt, √ = signifikanter Effekt

◻ Tabelle 6.2 Klinische Studien zu Neuroprotektion bei ophthalmologischen Erkrankungen

Erkrankung	Therapie	Ergebnis
Neuritis nervi optici	Methylprednisolon, i.v.	Ø
	Atacicept, s.c.	–
Glaukom	Memantin, oral	Ø
	Brimonidin, lokal	?
Anteriore ischämische Optikusneuropathie	Brimonidin, lokal	Ø
Lebersche hereditäre Optikusneuropathie	Brimonidin, lokal	Ø
Makuladegeneration	5-HT-1a, lokal	?
	Sirolimus, intravitreal	?
	Everolimus, intravitreal	?
	OT-551, lokal	?
	Brimonidin, intravitreal	?
Netzhautdystrophien	CNTF, intravitreal	?
	Gentransfer, virale Vektoren	?

Ø = kein Effekt, – = Studie abgebrochen, ? = Studie noch nicht abgeschlossen

mit Neuromyelitis optica vermischten Kollektiv, ergab sich, dass nach NNO unter Kortikosteroiden mehr Axone in der optischen Kohärenztomographie sichtbar waren als unter Plazebo. Wiederum für die NNO wurde kürzlich der B-Zell-Blocker Atacicept evaluiert. Nachdem präklinisch in Tiermodellen beeindruckende Ergebnisse gezeigt wurden, ergab die klinische Studie das Gegenteil: Patienten mit multipler Sklerose hatten unter Atacicept mehr klinische Schübe als unter Plazebo. Dieses Beispiel zeigt, dass die unreflektierte Übertragung von im Tierversuch gewonnenen Erkenntnissen in die klinische Situation nur mit sehr großer Vorsicht erfolgen darf. Ein weiteres, prominentes und negatives Beispiel ist die Memantin-Studie an Glaukompatienten, die randomisiert und plazebokontrolliert Memantin in verschiedenen Dosierungen oral erhielten. Es zeigte sich in dieser logistisch und finanziell sehr aufwendigen Studie kein Unterschied zur Plazebogruppe. Das Ergebnis dieser Studie ist vielfältig begründet: Zum einen wurden zu viele Patienten eingeschlossen, die keine ausreichende Progression der Erkrankung aufwiesen, so dass trotz hoher Fallzahl die Möglichkeit eines Fehlers zweiter Art besteht, d. h. dass Memantin einen Effekt hat, dieser jedoch nicht sichtbar wurde. Ferner waren die klinischen Endpunkte nicht ausreichend sensitiv und spezifisch. Drittens ist es nicht unwahrscheinlich, dass der Stellenwert der Substanz Memantin im Rahmen der glaukomatösen Neurodegeneration überbewertet wurde: So wurden die vor längerer Zeit publizierten Ergebnisse, dass die extrazelluläre Glutamatkonzentration bei Glaukompatienten in neurotoxisch hohen Bereichen liege, zwischenzeitlich in Frage gestellt und widerlegt. Für Erkrankungen der äußeren Netzhaut wie z. B. Makuladegeneration und Netzhautdystrophie laufen derzeit mehrere klinische Studien, deren Ergebnisse in den nächsten Jahren erwartet werden dürfen. In diesen Studien werden hauptsächlich immunsuppressive und antioxidative Substanzen eingesetzt. Bei Netzhautdystrophien sind es eher neurotrophe Faktoren.

Die folgende Übersicht gibt einen Überblick über die derzeit laufenden klinischen Studien zum Thema Neuroprotektion. Von den aktuell in der www.clinicaltrials.gov-Datenbank erfassten 98.704 Studien widmen sich 94 Studien dem Thema Neuroprotektion. Die meisten Studien befassen sich mit Neurodegeneration bei M. Alzheimer, M. Parkinson und Demenz, gefolgt von Studien zu Schlaganfall und zerebraler Ischämie.

Anzahl klinische Studien zu Neuroprotektion in www.clinicaltrials.gov

- Neurodegeneration: 28
- Zerebrale Ischämie: 25
- Hirnschäden nach Frühgeburt: 9
- Multiple Sklerose: 9
- Glaukom: 5
- Subarachnoidalblutung: 4
- Schädel-Hirn-Trauma: 4
- Hirntumor: 2
- Anteriore ischämische Optikusneuropathie: 1
- Altersbedingte Makuladegeneration: 1

Das in diesen Studien eingesetzte therapeutische Spektrum ist außerordentlich breit. Folgende Übersicht zeigt die am häufigsten verwendete Substanzen. In elf Studien war es Erythropoietin. Dieses Glykoprotein ist nicht nur hämatopoetisch, sondern wirkt auch neuroprotektiv über Aktivierung von Jak2/STAT3 und PI3K/Akt. Die am zweithäufigsten eingesetzte Substanz ist das Antibiotikum Minocyclin, die die Aktivierung und Rekrutierung neurotoxischer Mikroglia-zellen hemmt. Dritthäufigste Substanz ist die antiglutamaterge Substanz Magnesium, gefolgt von Brimonidin, einem protektiven präsynaptischen α2-Rezeptoragonisten. Bemerkenswert ist, dass unter den eingesetzten Pharmaka auch Naturstoffe vorkommen, wie z. B. Epigalloca-techingallat, ein Extrakt des grünen Tees. Zwei Studien befassen sich mit der Wirkung des Koenzyms Q10.

Die 10 häufigsten Pharmaka der in der vorangegangenen Übersicht erwähnten Studien

- Erythropoietin: 12
- Minozyklin: 6
- Magnesium: 4
- Epigallocatechingallat: 3
- Brimonidin: 2
- CoQ10: 2
- Dextromethorphan: 2
- Lamotrigin: 2
- Levetiracetam: 2
- Phenytoin: 2

Die folgende Übersicht listet einen Auszug der intra- und extrazellulären Stoffwechselverände-
rungen auf molekularer Ebene auf, die zu zellulärer Apoptose führen. Diese heterogene Vielfalt
macht deutlich, wie viele Ansatzpunkte es für neuroprotektive Medikamente geben könnte.
Somit wird klar, dass es recht unwahrscheinlich ist, dass eine einzige Substanz allein einen
ausreichend starken Effekt hat, der möglicherweise von anderen, parallelen Stoffwechselpro-
zessen kompensiert wird. Analog der Anzahl möglicher Interaktionsorte ist auch die Liste der
neuroprotektiven Substanzgruppen lang. Die wichtigsten Substanzgruppen sind unten aufge-
führt und werden laufend durch Neuentwicklungen ergänzt.

Zur Apoptose führende »Pathways«

- ATP-Mangel
- BAG1-Hemmung
- bcl-x/bax-Shift
- Calcineurin-Aktivierung
- cAMP-Mangel
- Caspase-Induktion
- Ced-Gene-shift
- Zytochrome C-Freisetzung
- Dyneindysfunktion
- ERK1/2-Hemmung
- FAS-Aktivierung
- GAP-43-Hemmung
- Microglia-Aktivierung
- HAT/HDAC-Shift
- HSP-Mangel
- Jak-Stat-Aktivierung
- Lipidperoxidation
- MAPK-Hemmung
- Mitochondriale Dysfunktion
- mTOR-Hemmung
- Neurotrophinmangel
- NMDA-Überstimulation
- NOS-Induktion
- p38-MEF2-Alteration
- P53-Aktivierung
- PI3/Akt-Hemmung
- PKA-Hemmung
- PTEN-Aktivierung
- Redoxshift
- Rho-GTPase-Aktivierung
- ROS-Überschuss
- Wnt-Aktivierung

Neuroprotektive Substanzgruppen

- Adenosinanaloga
- Adhäsionsmolekülblocker
- Alpha$_2$-Adrenorezeptor-Agonisten
- Angiotensin-Rezeptor-Blocker
- Beta-Adrenoreceptor-Liganden
- Calciumantagonisten
- Calcineurininhibitoren
- Caspase-Hemmer
- Crystalline
- CO, CO-release-Moleküle
- CoQ10
- Epigallocatechingallat
- Erythropoietin
- Freie-Radikale-Fänger
- Ganglioside
- Glutamatrezeptorantagonisten
- Glutamatfreisetzungshemmer
- Glycinantagonisten
- HADC-Hemmer
- H$_2$S
- 5-HT-1A-Antagonisten
- Interleukine 6
- Na-Kanal-Blocker
- K$_{ATP}$-Kanal-Blocker
- NADPH-Oxidase-Hemmer
- Neuropeptide
- Neurotrophine
- Nogo-Antagonisten
- PI3/Akt-Hemmer
- PG-Rezeptor-Agonisten
- Steroide
- Vitamine

Worin liegen nun die Gründe für ausbleibende klinische Erfolge trotz immenser grundlagenwissenschaftlicher Erkenntnisse und Erfolge? Nachfolgend werden sieben Problemfelder diskutiert, um die Schwierigkeiten in der Translation präklinischer Forschungsergebnisse zu erläutern:

1. *Intervention*: Es ist bisher unklar, welche Interaktion die effektivste ist. Dies liegt nicht nur an der Zahl möglicher Interventionsarten (Gentherapie, »Reverse genetics«, epigenetische Therapie, Stammzelltherapie, klassische Pharmakologie) und Substanzgruppen, sondern auch daran, dass der Pathomechanismus für die meisten neurodegenerativen Erkrankungen bis heute nicht geklärt ist. Dies trifft auch auf die wichtigsten Augenerkrankungen zu, die von der Neuroprotektion profitieren könnten, nämlich das primäre Offenwinkelglaukom und die altersbedingte Makuladegeneration, aber auch auf andere neurodegenerative Erkrankungen wie beispielsweise die multiple Sklerose.

2. *Tiermodelle*: In den letzten Jahren wurden verschiedene Tiermodelle entwickelt, um Krankheitsprozesse nachzubilden. So gibt es an Modellen akuter Erkrankungen solche zu Netzhautischämie, Sehnervkompression, Lichtschädigung der Netzhaut und Intoxikation von Nervenzellen. Im Bereich der chronischen Modelle gibt es Ansätze zur Augendruckerhöhung durch thermische Kammerwinkelläsion, Sklerosierung ableitender Kammerwasservenen sowie Tierstämme mit angeborenem Glaukom. Auch im Bereich der Netzhautdystrophien existieren verschiedene Tiermodelle, bei denen retinales Pigmentepithel und/oder Photorezeptoren degenerieren. All diese Modelle bilden jedoch nicht genau die Krankheitsprozesse beim Menschen nach, sondern stellen meistens nur eine grobe Annäherungen an diese dar.

3. *Dosierung*: In Tierversuchen bekommen Tiere meist höhere Dosierungen als sie beim Menschen toleriert würden. In vielen Fällen sind die Kinetik und die Halbwertszeit der Substanzen unklar. Für manche Medikamente wurden auch U-förmige Dosis-Wirkungs-Beziehungen beschrieben. Oft ist nicht bekannt, inwieweit die Medikamente die Blut-Hirn-Schranke überwinden können, so dass nicht abzuschätzen ist, welche Gewebskonzentrationen erreicht werden.

4. *Zeitpunkte*: In den meisten Tierversuchen werden die Tiere vor Induktion eines neuronalen Schadens behandelt. Dies entspricht nicht der klinischen Situation. Da inzwischen mehrfach gezeigt wurde, dass akute Läsionen des zentralen Nervensystems innerhalb weniger Minuten zu einer Aktivierung der Apoptosekaskade führen, wird unmittelbar deutlich, dass nur Patienten mit langsam fortschreitenden, chronischen Erkrankungen geeignete Kandidaten für eine neuroprotektive Therapie wären, unter der Bedingung, dass ihre Erkrankung rechtzeitig erkannt wird.

5. *Studiendesign*: An Tierversuche werden fast nie die Qualitätskriterien gestellt, wie sie bei klinischen Studien inzwischen gesetzlich vorgeschrieben sind. Oft fehlen eine Randomisierung und eine Verblindung. Nur wenige Autoren führen Power-Analysen durch. Fast nie wird über die Rate der sog. »drop outs« berichtet, also der Tiere, deren Ergebnisse von der Analyse ausgeschlossen wurden.

6. *Verfrühte Studieninitiierung*: Präklinische Tierversuche haben nur eine sehr kurze Nachbeobachtungszeit. Wäre diese länger gewählt, könnte sich herausstellen, dass neuroprotektive Effekte nicht von Dauer sind, sondern lediglich eine Verlangsamung der Neurodegeneration bewirken. Es ist zu bezweifeln, dass dies von nachhaltiger klinischer Relevanz ist.

7. *Klinische Endpunkte*: Gesundheitsbehörden wie die FDA verlangen funktionelle klinische Endpunkte (z. B. Perimetrie oder Visus), die im Vergleich zu morphologischen Parametern eine hohe Varianz aufweisen. Erst kürzlich wurden erstmalig in einer Studie zu geographischer Atrophie bei Makuladegeneration morphologische Parameter zugelassen. In Tierversuchen lassen sich funktionale Messparameter kaum realisieren. Hier wird fast immer morphologisch gearbeitet.

Aus diesen Gründen hat in den USA ein »round table« der pharmazeutischen Industrie, der sich mit Neuroprotektion bei Schlaganfall befasst, ein Thesenpapier herausgegeben, in dem Anforderungsprofile an präklinische Tierversuche definiert werden. So sollen beispielsweise nur solche Substanzen in die klinische Prüfung gelangen, die präklinisch mehr als 50% Schadensreduktion bewirkt haben. Des Weiteren sollen in Tierversuchen Nachbeobachtungszeiträume gewährleistet sein, die der klinischen Situation angemessen sind. Weiterhin müssen Substanzen vor einer klinischen Prüfung sehr gründlich bezüglich ihres Dosis-Wirkungs-Profils untersucht werden. Nicht zuletzt müssen an Tierversuche dieselben Qualitätskriterien gestellt werden, wie sie auch in klinischen Studien vorgeschrieben sind. So sollten auch für Tierversuche klare Ein- und Ausschlusskriterien definiert werden. Ferner sollten biologisch relevante klinische Endpunkte definiert werden, anhand derer man auch in einer klinischen Studie Therapieeffekte beurteilen würde.

Sicherlich sind die Neuentwicklungen diagnostischer Laserscanner sehr geeignet, strukturelle Veränderungen in neuronalem Gewebe der Netzhaut genauer darzustellen als je zuvor, beispielsweise die Dicke der retinalen Nervenfaserschicht durch Spectral-OCT oder die Größe einer geographischen Atrophiezone des Pigmentepithels durch Messung der Fundusautofluoreszenz. Auch im Bereich der Perimetrie wurden in der letzten Zeit Teststrategien entwickelt, die bei annähernd gleicher Untersuchungszeit eine höhere Sensitivität und Spezifität aufweisen.

Zusammenfassend besteht für Neuroprotektion eine klinische Notwendigkeit, auch in der Augenheilkunde. Die Translation positiver präklinischer Ergebnisse scheiterte bisher jedoch fast immer an der mangelnder Robustheit und Solidität der präklinisch gewonnenen Daten, an ungeeigneten Erkrankungen, an ungeeigneten Studiendesigns und an problembehafteten Endpunkten. Auf molekularem Niveau weist die Vielfalt der proapoptotischen Stoffwechselvorgänge darauf hin, dass Kombinationstherapien sinnvoll wären, die an mehreren Orten gleichzeitig eingreifen, intra- und/oder extrazellulär. Nachfolgende klinische Studien sollten sich auf solche Erkrankungen fokussieren, die auf der einen Seite so langsam fortschreiten, dass Patienten rechtzeitig eingeschlossen werden können, auf der anderen Seite aber so rasch fortschreiten, dass sie in vertretbarer Studiendauer relevante Unterschiede messbar werden. Eine solche Erkrankung ist z. B. die NNO. Es ist davon auszugehen, dass in den nächsten Jahren die Forschung auf dem Gebiet der Neuroprotektion intensiv weitergeführt wird, so dass letztendlich auch Patienten mit Augenerkrankungen von diesem Konzept profitieren können.

Moderne Makuladiagnostik an praktischen Beispielen

G. Spital

Derzeit befindet sich die makuläre Diagnostik, gleichzeitig aber auch die Therapie vieler makulärer Erkrankungen in einer Umbruchphase. Neben der Einführung und Verbreitung verfeinerter makulärer Funktionstests, sowohl einerseits subjektiver Prüfverfahren (u. a. automatisierte Mikroperimetrie [z. B. MP-1/FA Nidek; ▧ Abb. 7.1 und 7.2)] oder Preferential hyperacuity Perimetrie [PHP/FA Zeiss; Foresee PHP/FA Reichert]) als auch andererseits objektiver makulärer Funktionstestung (z. B. multifokales ERG) hat vor allem die Entwicklung neuer Funduskameratechniken (wie hochsensitiver Laserscanning-Systeme mit Eye-Tracking und verbesserter digitaler Bildbearbeitung) und die Einführung der optischen Kohärenztomographie (OCT) die retinologische Routinediagnostik stark verändert.

So wurde u. a. die Fluoreszeinangiographie um die zusätzliche Möglichkeit einer Indocyanin-Grün-(ICG)-Angiographie ergänzt. Aufgrund der hierbei verwendeten längeren Wellen-

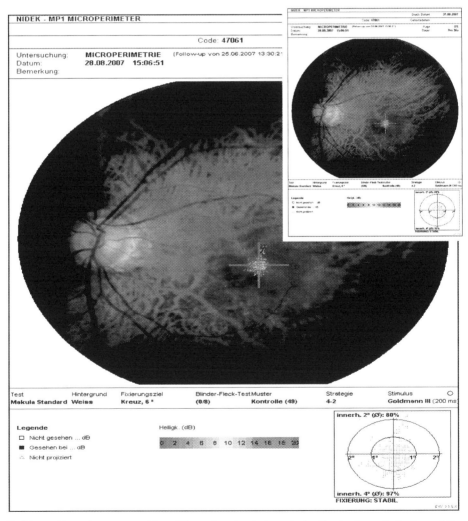

▧ **Abb. 7.1** Die moderne automatisierte Mikroperimetrie erlaubt auch eine Fixationskontrolle. In diesem Fall wird die Fixierung innerhalb von 2° und 4° (in %) um den Fixierpunkt ausgegeben (hier: MP-1 Micro Perimeter, Nidek Inc., Italien, Stimulus Größe Goldmann III, 200 ms Projektionszeit)

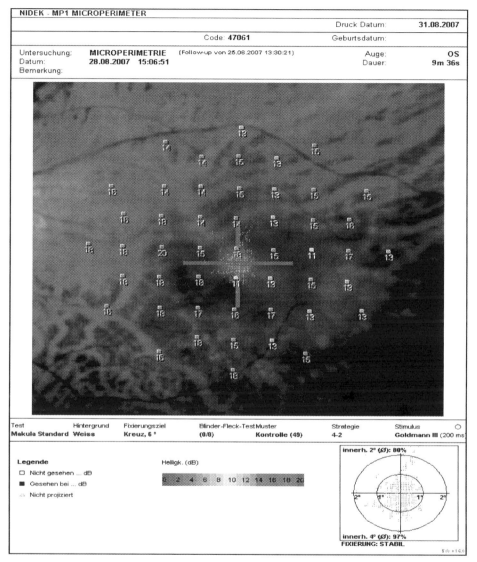

Abb. 7.2 Die automatisierte Mikroperimetrie gibt die retinale Sensitivität an vorwählbaren Messpunkten in dB aus und erlaubt eine Korrelation zwischen Fundusläsion und Netzhautfunktion (hier: MP-1 Micro Perimeter, Nidek Inc., Italien, Stimulus Größe Goldmann III, 200 ms Projektionszeit)

länge (Nahinfrarotbereich) ergibt sich eine bessere Transmission durch Pigmentepithel, Medientrübungen oder Blutungen (■ Abb. 7.3). Da ferner der ICG-Farbstoff im Gegensatz zu Fluoreszein kaum aus der Choriokapillaris diffundiert, eignet sich die ICG-Angiographie ideal zur Diagnostik der Aderhautperfusion (z. B. bei Aderhautinfarkt, Retinopathia centralis serosa, Choriokapillarisalteration nach photodynamischer Therapie) sowie bei entzündlichen Aderhautläsionen (z. B. White-dot-Syndrom [MEWDS, APMPPE etc.], Birdshot-Chorioretinopathie) oder zur Abgrenzung und Differenzierung okkulter subretinaler Neovaskularisationen und Aderhauttumoren (z. B. CNV unter einer RPE-Abhebung bei AMD, »polypoidal choroidal

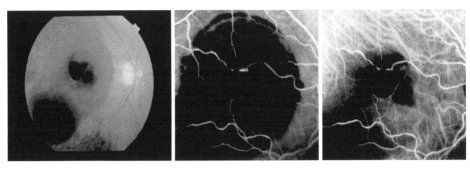

Abb. 7.3 Gute Transmission der ICG-Angiographie (*rechts*) durch Medientrübungen oder subretinale Blutungen – der Unterschied zur Blutungsblockade im FLA (*Mitte*) ist gut erkennbar

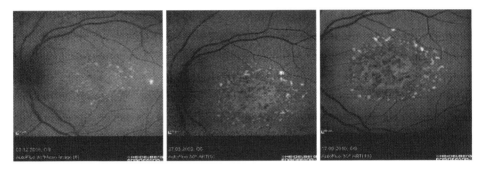

Abb. 7.4 Autofluoreszenzaufnahmen eines Patienten mit Morbus Stargardt im Verlauf (*links:* 2006, *Mitte:* 2009, *rechts:* 2010) Lipofuszinakkumulationen (vermehrt autofluoreszent) und PE-Atrophierungen (vermindert autofluoreszent) können dabei genau abgegrenzt werden

vasculopathy«, Aderhautmelanom). Auch zur Diagnostik verdeckter (sub)retinaler Blutungsquellen (z. B. Aderhautruptur, Makroaneurysma, CNV) ist die ICG-Angiographie oft hilfreich. Einige Angiographiegeräte erlauben sogar eine simultane FLA+ICG-Aufnahme und somit eine direkte Korrelation beider Angiographiebefunde (z. B. Heidelberg-Retina-Angiograph).

Ferner ermöglicht die moderne Kameratechnik auch die Aufnahme hochwertiger Autofluoreszenzbilder, mit denen sich rasch und nichtinvasiv bereits diskrete Veränderungen v. a. der RPE-Schicht detektieren lassen. Dabei stellen sich bei Autofluoreszenzaufnahmen im FLA-Modus (d. h. im blauen Wellenlängenbereich) insbesondere die Lipofuszingranula im RPE dar (Eldred u. Lasky 1993; Schmitz-Valckenberg et al. 2008), während durch Aufnahmen im ICG-Leermodus (Nah-Infrarot-Autofluoreszenz) melaninhaltige Strukuren (Melanosomen) in RPE und Choroidea erfasst werden (Kellner et al. 2010). Somit ergänzen beide Autofluoreszenzdarstellungen die angiographische Diagnostik und können zur raschen Aufdeckung und Kontrolle z. B. von Makuladystrophien (M. Stargardt [Abb. 7.4], Musterdystrophien), tapetoretinalen Degenerationen (z. B. Bulls-eye-Läsionen bei Zapfen-Stäbchen-Dystrophien, RP) oder toxischen Makulopathien (Chloroquinretinopathie) dienen (Kellner u. Kellner 2009; Charbel et al. 2009). Sehr hilfreich ist Autofluoreszenzdiagnostik als einfaches nichtinvasives Verfahren auch z. B. für die Diagnostik unklarer Visusminderungen. Mittlerweile gibt es Hinweise, dass Alterationen der zentralen Autofluoreszenzverteilung sogar als prognostischer Parameter für das Ansprechen exsudativer AMD auf Anti-VEGF-Therapie nutzbar sind (Kellner et al. 2010; McBain et al. 2007; Heimes et al. 2010; Spaide 2003; Vaclavik et al. 2008). Ferner gibt das Muster

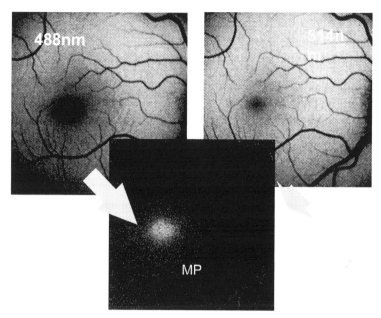

Abb. 7.5 Autofluoreszenzanalyse des makulären Pigments (MP). Lutein und Zeaxanthin sind lokalisiert in der Henle'schen Faserschicht bzw. 25% in Außensegmenten der Stäbchen und Zapfen. Da eine Absorption nach Exzitation durch 488 nm durch das MP erfolgt (im Gegensatz zu 514 nm), kann mittels eines zugrunde liegenden Algorithmus die lokale Konzentration makuläre Pigment erschlossen und dargestellt werden (als heller Fleck)

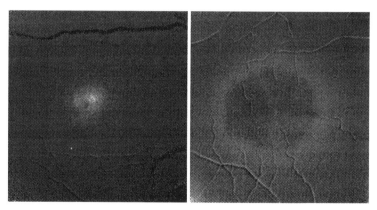

Abb. 7.6 Beispiele einer unauffälligen Darstellung des makulären Pigments (*links*) mittels genannter 2-Wellenlängen-Methode und einem Auge mit makulären Teleangiektasien (*rechts*), bei dem sich eine typische ringförmige MP-Verteilung findet

der Autofluoreszenz um Areale geographischer Atrophie wesentliche Hinweise auf die zu erwartende Geschwindigkeit der Atrophieprogression, was bei möglichen zukünftigen Therapieverfahren an Bedeutung gewinnen dürfte (Holz et al. 1999, 2001, 2007).

Die Autofluoreszenzdarstellung im Blauwellenlängenbereich bietet ferner die Möglichkeit zur Berechnung der Konzentration des makulären Pigments (MP) und zur Darstellung seiner Verteilung (Abb. 7.5 und 7.6), da das MP einen messbaren Teil der zentralen RPE-Autofluoreszenz absorbiert (Trieschmann et al. 2003, 2006; Delori 2004). Die Erfassung des MP kann zur Frühdiagnostik einiger seltener Krankheitsbilder, wie makulärer Teleangiektasien, hilfreich sein, bei denen es zu charakteristischer Umverteilungen des MP kommt (Zeimer et al. 2010a,b; s. ✿ Abb. 7.6). Auch könnte das Monitoring der retinalen MP-Dichte möglicherweise für den Fall eines Einsatzes von Lutein (einem Bestandteil des MP) als Nahrungsergänzungsmittel im Rahmen einer AMD-Prophylaxe wichtig werden (Trieschmann et a. 2007).

Zu den genannten neuen bildgebenden Diagnostika der Makula treten moderne Möglichkeiten der retinalen Gefäßanalyse hinzu, wie beispielsweise die retinale Oxymetrie, bei der die Unterschiede der Absorptionsspektren zwischen O_2-gesättigtem und ungesättigtem Hämoglobin ausgenutzt werden, um darüber indirekt die O_2-Sättigung retinaler Gefäße zu berechnen und optisch darzustellen (Hardarson et al. 2006). Dieses Bildgebungsverfahren dürfte u. a. bei diabetischer Retinopathie oder retinalen Venenverschlüssen zunehmend Verwendung finden. Ferner können die retinalen Gefäße mittels sog. statischer und dynamischer retinaler Gefäßanalyse (z. B. »vessel analyzer« [FA Imedos]) untersucht werden (Hardarson u. Stefansson 2010). Bei der »statischen« Gefäßanalyse wird dabei ein Quotient aus dem mittleren abgangsnahen arteriellen und dem venösen retinalen Gefäßdurchmessers gebildet (statische Analyse; Tikellis et al. 2010). Im Vergleich zu epidemiologischen Daten (unter Berücksichtigung u. a. des Blutdrucks) können dann gewisse Rückschlüsse auf die Wahrscheinlichkeit des Vorliegens kardiovaskulärer Risiken gezogen werden, während bei der »dynamischen« Analyse durch Messung der Gefäßwandreaktion auf Flickerlicht (neurovaskuläre Kopplung) eine sog. endotheliale Dysfunktion diagnostiziert werden kann (Hammer et al. 2011), die beispielsweise bei Diabetikern oft bereits vor Auftreten typischer Retinopathiezeichen (wie Mikroaneurysmata etc.) am Fundus nachweisbar ist (Mandecka et al. 2007). Hierdurch könnten diese Verfahren der mikrovaskulären Diagnostik neue Aspekte für die interdisziplinäre Kooperation zwischen Ophthalmologie, Kardiologie und Diabetologie bieten.

Als wesentliches neues Verfahren der Makuladiagnostik, das neben den aktuellen Angiographietechniken bereits unentbehrlicher Bestandteil der täglichen Routine geworden ist, muss abschließend die optische Kohärenztomographie (OCT) erwähnt werden. Durch ihre Einführung eröffnete sich der Makuladiagnostik erst wirklich die 3. Dimension, indem über das bisher in Stereoaufnahmen mögliche Ausmaß hinaus nun eine Quantifizierung der Netzhautdicke und somit eine ortsgenaue Ödemdiagnostik möglich wurde.

Einen weiteren wichtigen Entwicklungsfortschritt stellt innerhalb der OCT-Diagnostik die Einführung der sog. »Spectral-domain«(SD)-Technik dar (Ho et al. 2009; Hassenstein et al. 2009; Liakopoulos et al. 2008). Gegenüber der »Time-domain«-Technik sind hier keine Bewegungen eines Referenzspiegels mehr zur Interferenzanalyse der Reflektivität unterschiedlicher retinaler Schichten erforderlich, sondern die Analyse aller erfassbaren Schichttiefen erfolgt praktisch zeitgleich über spektrale Auftrennung und anschließende rechnerische Analyse der Interferenzmuster des reflektierten Lichts verschiedener Wellenlängen einer Breitbandlichtquelle. Dadurch entfällt die mechanische Geschwindigkeitsbegrenzung des Scans und es können höhere zeitliche und räumliche Auflösungen (bei weniger Bewegungsartefakten) erreicht werden. So können Netzhautschichten ähnlich einem histologischen Schnitt in vivo dargestellt und analysiert werden. Es ist einerseits möglich, Pathologien der vitreoretinalen Grenzschicht (epiretinale Gliosen, makuläre Traktion; Georgopoulos et al. 2008; Sayegh et al. 2010) oder Makulaforamina sicher zu diagnostizieren. Hierbei ist OCT bereits zum Standarddiagnostikum avanciert. Gleichzeitig ist andererseits eine schichtgenaue Differenzierung und Quantifizierung eines Makulaödems (intra-/subretinales/zystoides Ödem) im OCT möglich, was sowohl die Ödemklassifikation als auch das Ödemmonitoring revolutioniert (Forooghian et al. 2010; Jonas et al. 2010; Vujosevic et al. 2006). Die Differenzierbarkeit der Netzhautschichten erlaubt auch die Diagnose von Defekten der Nervenfaserschicht sowie die Frühdiagnose lokaler Photorezeptordefekte, was beispielsweise bei tapetoretinalen Degenerationen (z. B. Zapfendystrophie) oder toxischen Makulaschäden sowie für die nichtinvasive Diagnostik bei unklarer Visusminderungen in Ergänzung zur Autofluoreszenz gut nutzbar ist (Puche et al. 2010; Chong et al. 2009; Voigt et al. 2010; Park et al. 2010).

Es existieren bereits SD-OCT-Geräte, die die Angiographie bzw. Autofluoreszenzdiagnostik mit der OCT-Aufnahme kombinieren lassen, was eine exakte Punkt-zu-Punkt-Diagnostik zwischen beiden Verfahren ermöglicht (z. B.»Spectralis« [FA Heidelberg Engineering]).

Durch die gleichzeitige Einführung neuer Therapieformen für eine große Zahl makulärer Erkrankungen, speziell die Einführung der intravitrealen Injektionstherapie mit Steroiden und VEGF-Antagonisten ergeben sich neue Anforderungen an die Diagnostik, um die Therapieindikationsfenster möglichst exakt zu definieren sowie das Monitoring dieser Therapie zu optimieren. Dabei gilt es, die Vorzüge der verschiedenen aktuellen Diagnostika, speziell z. B. die Möglichkeit von Traktionsnachweis und Ödemquantifizierung durch das OCT mit den Möglichkeiten der Autofluoreszenzdarstellung (z. B. RPE-Atrophienachweis) und Angiographie (Leckagequellen, Ischämienachweis, Differentialdiagnose) möglichst optimal zu kombinieren, um gezielt und frühzeitig genug intervenieren zu können (Meyer et al. 2008; Heimes et al. 2011).

So kann beispielsweise die Genese (diabetische Retinopathie, Venenverschluss) und der Typ eines makulären Ödems (Ischämisch, fokal, diffus) mittels Angiographie belegt und mögliche traktive Ursachen und das genaue Ausmaß des Ödems mittels OCT erfasst werden (Mirshahi et al. 2011; Gelisken u. Ziemssen 2010; Haller et al. 2010). Eine definierte foveale Netzhautmindestdicke kann dabei als (Re)Therapieindikationskriterium z. B. beim diabetischen Ödem herangezogen werden. Während initial neben dem ophthalmoskopischem Befund und der Visuserhebung die OCT und FLA-Technik zur Ödemdiagnose kombiniert werden sollten, steht danach für das Therapiemonitoring (neben Visus und ophthalmoskopischem Kontrollen) v. a. das SD-OCT im Vordergrund.

Für das Monitoring der Therapie exsudativer AMD wurde ferner belegt, dass frühzeitiger Nachweis neuerlicher subretinaler Exsudation (mittels hochauflösender SD-OCT-Technik) entscheidend ist, um bereits vor Auftreten einer danach oftmals nicht mehr voll reversiblen Visusminderung adäquat therapieren zu können. Nur so kann längerfristig auch ohne fixe monatliche Dauertherapie ein Visuserfolg erhalten werden. Gleichzeitig verbessern die modernden Makuladiagnostika die prognostische Einschätzung eines möglichen Therapieerfolgs, wie das o. g. Beispiel der zentralen Autofluoreszenzmessung bei Anti-VEGF-Therapie exsudativer AMD belegt (Pauleikhoff et al. 2009).

Die größte Herausforderung besteht angesichts der aktuell möglichen multimodalen retinologischen Diagnostik somit darin, die vorhandenen Diagnostika nun entsprechend der jeweiligen Anforderung gezielt und richtig kombiniert einzusetzen, um so möglichst einfach und effektiv Differentialdiagnose und Therapiemonitoring zu ermöglichen. Dabei sollte gleichzeitig der Vorteil nichtinvasiver Verfahren, wie Autofluoreszenzdarstellung und OCT, geschickt genutzt werden, um so wenig invasiv wie möglich vorzugehen. Für einige häufige Krankheitsbilder wie das diabetische Makulaödem, die exsudative altersabhängige Makuladegeneration und retinale Venenverschlüsse wurden kürzlich bereits in gemeinsamen Stellungnahmen der DOG, der RG und des BVA Therapieempfehlungen ausgearbeitet, die auch wichtige Hinweise auf die jeweils für Differentialdiagnose und das Therapiemonitoring sinnvolle Kombination an aktuellen Diagnostika enthalten.

Die folgenden Fallbeispiele sollen dabei helfen, ein Gefühl für das Zusammenspiel und die Möglichkeiten aktueller multimodaler makulärer Diagnostik bei unterschiedlichen Krankheitsbildern zu bekommen, wobei der Schwerpunkt auf Interpretation und Einsatz von Fluoreszenz- und OCT-Diagnostik gelegt wird.

Fallbeispiel 1: OCT-Diagnostik

- Subjektiv Metamorphopsien.
- Visusminderung auf 0,4 p: ophthalmoskopisch wird ein kleines Makulaforamen vermutet.
- Ein aktuelles OCT-Schnittbild (◻ Abb. 7.7) wurde vom Patienten mitgebracht: Was würden Sie nun tun?
- Sie müssen bei dieser Vermutung eine ausreichend enge Schnittführung im OCT haben, um ein umschriebenes Makulaforamen sicher ausschließen oder diagnostizieren zu können:
- Daher wiederholen Sie ein OCT in engen Schnittabständen und finden den in ◻ Abb. 7.8 gezeigten Befund.
- Welche Therapie würden Sie angesichts des Visus bei beginnendem durchgreifenden Makulaforamen empfehlen? Wir entschieden uns zur Operation (Vitrektomie).
- Spontaner Verschluss nach 1,5 Monaten (◻ Abb. 7.9) direkt vor der geplanten Vitrektomie (Visus 0,63).

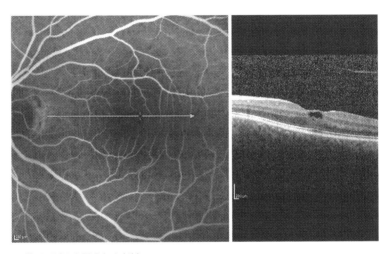

◻ **Abb. 7.7** Fallbeispiel 1: OCT-Schnittbild

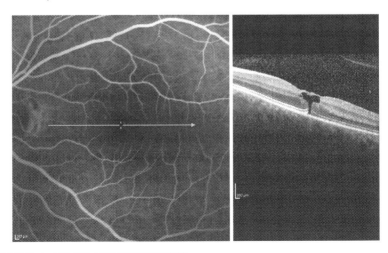

◻ **Abb. 7.8** Fallbeispiel 1: Befund im OCT-Schnittbild

Fallbeispiel 2

- Anderer Patient mit ebenfalls subjektiven Metamorphopsien und mäßiger Visuseinschränkung. Den OCT-Befund zeigt ◼ Abb. 7.10.
- Es handelt sich um eine foveale Traktion mit beginnendem Makulaforamen.
- Der Patient wünschte zu diesem Zeitpunkt keine Operation. Eine spontane Resolution wäre möglich (s. oben).
- OCT-Befund nach wenigen Wochen (◼ Abb. 7.11): Nun besteht ein durchgreifendes Makulaforamen mit eindeutiger OP-Indikation. Die OCT-Darstellung ist mittlerweile die Standarduntersuchung zur Diagnostik und Differentialdiagnose makulärer Traktionen und Foramina.

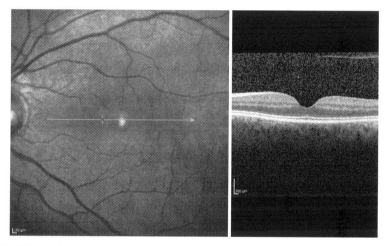

◼ **Abb. 7.9** Fallbeispiel 1: Spontaner Verschluss

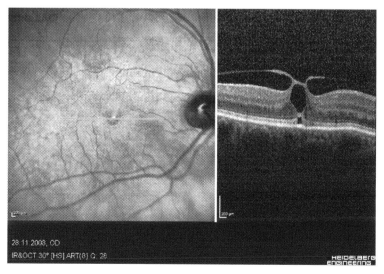

◼ **Abb. 7.10** Fallbeispiel 2: OCT-Befund

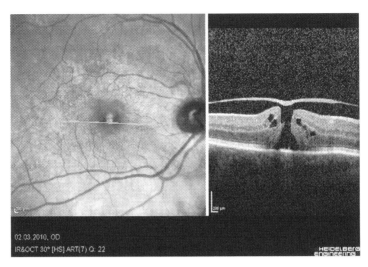

◘ **Abb. 7.11** Fallbeispiel 2: OCT-Befund nach wenigen Wochen

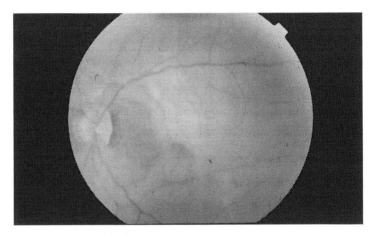

◘ **Abb. 7.12** Fallbeispiel 3: Ophthalmoskopie

Fallbeispiel 3

— Patientin, 74 Jahre.
— Subjektiv links plötzlicher Visusverlust.
— FV LA 1/35.
— Medientrübungen vermindern den Einblick.
— Ophthalmoskopisch zeigt sich folgender Befund (◘ Abb.12):
— Was ist Ihre Verdachtsdiagnose? Welche Untersuchungen favorisieren Sie?
— Rekanalisierter Zentralarterienverschluss mit erhaltener zilioretinaler Perfusion. Die FLA-Darstellung (◘ Abb. 7.13) belegt die aktuellen retinalen Perfusionsverhältnisse. Das ischämiebedingte begleitende Ödem ist gleichzeitig mit OCT-Diagnostik gut darstellbar (◘ Abb. 7.14). Die Schädigung und Schwellung insbesondere der inneren Netzhautschichten

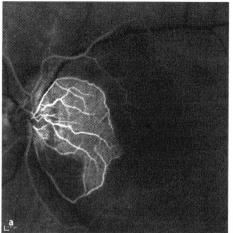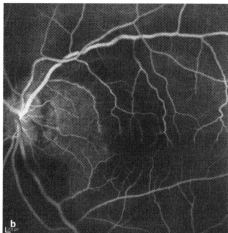

☼ **Abb. 7.13a,b** Fallbeispiel 3: FLA-Darstellung

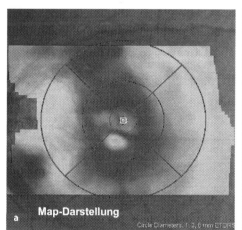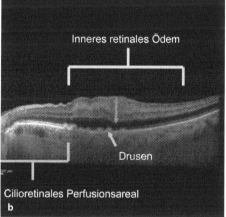

☼ **Abb. 7.14a,b** Fallbeispiel 3: Retinales Ödem im OCT-Schnittbild

ist dabei klar erkennbar. Im Falle kompletter Reperfusion (unauffälliges FLA-Befund) kann diese im OCT erkennbare Verquellung der inneren Netzhautschichten bzw. deren nachfolgende Atrophie der einzig verbliebene Hinweis auf die abgelaufene Erkrankung sein.

Fallbeispiel 4

- Patient, 67 Jahre.
- Subjektiv Visusminderung seit 3 Monaten mit Metamorphopsien.
- Visus: FV LA c.c. 0,2.
- Was vermuten Sie bereits ophthalmoskopisch (☼ Abb. 7.15) und welche Bildgebung wünschen Sie?

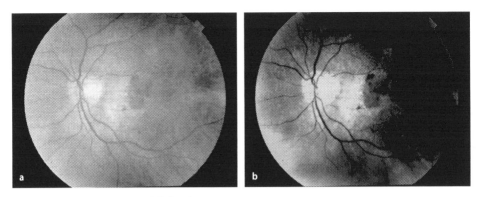

◎ **Abb. 7.15a,b** Fallbeispiel 4: Ophthalmoskopie

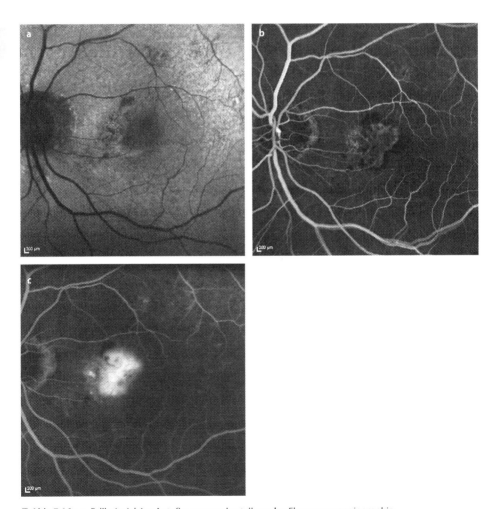

◎ **Abb. 7.16a–c** Fallbeispiel 4: **a** Autofluoreszenzdarstellung, **b,c** Fluoreszenzangiographie

Lösung: Eine exsudative AMD mit subfoveolärer CNV ist klinisch bereits anzunehmen.

Zunächst die Autofluoreszenzdarstellung (◨ Abb. 7.16a) und Fluoreszenzangiographie (◨ Abb. 7.16b,c): Die FLA beweist eine überwiegend klassische (gut angiographisch abgrenzbare) CNV in der Frühphase des Angiogramms mit deutlicher Leckage als Aktivitätszeichen der CNV in der Spätaufnahme (Reihenfolge der Aufnahmen: Autofluoreszenz,

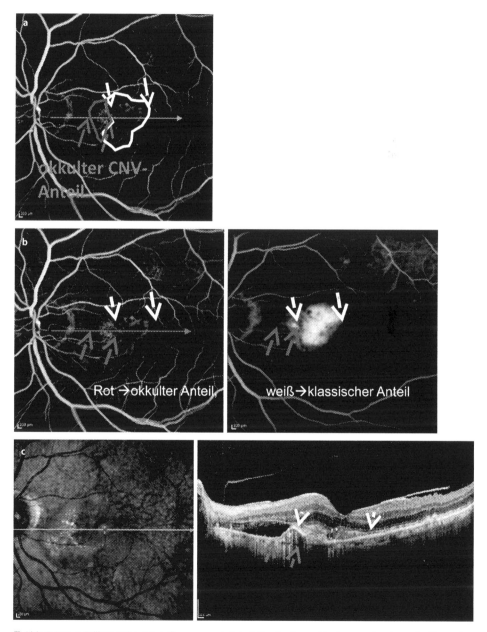

◨ **Abb. 7.17a–c** Fallbeispiel 4: **a** Autofluoreszenz, **b** links frühe Angiographiephase und rechts späte Phase der FLA, **c** OCT Schnittführung (links) mit zugehörigem hochauflösendem SD-OCT Schnittbild (rechts)

Frühaufnahme, Spätaufnahme). In den folgenden Abbildungen (◙ Abb. 7.17) wurde zur Verdeutlichung der Korrespondenz zwischen FLA-Befund und Befund im hochauflösendem OCT der jeweils angiographisch okkulte (rot) und klassische Anteil (weiß) farblich gekennzeichnet.

Die Korrelation der OCT und FLA-Befunde zeigt, dass der angiographisch klassische Läsionsanteil im OCT überwiegend zwischen Netzhaut und RPE gelegen ist und daher besser angiographisch abgrenzbar ist als der okkulte Läsionsanteil, der sich weitgehend unterhalb des Pigmentepithels erstreckt. Im SD-OCT-Befund ist ferner die Menge subretinaler Exsudation (im dargestellten OCT-Schnitt subretinale Flüssigkeit nasal der CNV erkennbar) wie die retinale Ödembildung genau quantifizierbar und kann, ebenso wie die angiographisch erkennbare Leckage, als besonders sensitiver »Aktivitätsparameter« für das Therapiemonitoring einer CNV genutzt werden.

Literatur

Charbel IP, Finger RP, Holz FG, Scholl HP (2009) Multimodal imaging including spectral domain OCT and confocal near infrared reflectance for characterization of outer retinal pathology in pseudoxanthoma elasticum. Invest Ophthalmol Vis Sci 50: 5913–5918

Chong GT, Farsiu S, Freedman SF et al. (2009) Abnormal foveal morphology in ocular albinism imaged with spectral-domain optical coherence tomography. Arch Ophthalmol 127: 37–44

Delori FC (2004) Autofluorescence method to measure macular pigment optical densities fluorometry and autofluorescence imaging. Arch Biochem Biophys 430: 156–162

Eldred GE, Lasky MR (1993) Retinal age pigments generated by self-assembling lysosomotropic detergents. Nature 361: 724–726

Forooghian F, Stetson PF, Meyer SA et al. (2010) Relationship between photoreceptor outer segment length and visual acuity in diabetic macular edema. Retina 30: 63–70

Gelisken F, Ziemssen F (2010) Diabetic maculopathy. Diagnosis and treatment. Ophthalmologe 107: 773–786

Georgopoulos M, Geitzenauer W, Ahlers C, Simader C, Scholda C, Schmidt-Erfurth U (2008) High-resolution optical coherence tomography to evaluate vitreomacular traction before and after membrane peeling. Ophthalmologe 105: 753–760

Haller JA, Qin H, Apte RS et al. (2010) Vitrectomy outcomes in eyes with diabetic macular edema and vitreomacular traction. Ophthalmology 117: 1087–1093

Hammer M, Vilser W, Riemer T et al. (2011) Retinal venous oxygen saturation increases by flicker light stimulation. Invest Ophthalmol Vis Sci 52: 274–277

Hardarson SH, Harris A, Karlsson RA et al. (2006) Automatic retinal oximetry. Invest Ophthalmol Vis Sci 47: 5011–5016

Hardarson SH, Stefansson E (2010) Oxygen saturation in central retinal vein occlusion. Am J Ophthalmol 150: 871–875

Hassenstein A, Spital G, Scholz F, Henschel A, Richard G, Pauleikhoff D (2009) Optical coherence tomography for macula diagnostics. Review of methods and standardized application concentrating on diagnostic and therapy control of age-related macula degeneration. Ophthalmologe 106: 116–126

Heimes B, Lommatzsch A, Zeimer M et al. (2010) Long-term visual course after anti-VEGF therapy for exudative AMD in clinical practice evaluation of the German reinjection scheme. Graefes Arch Clin Exp Ophthalmol 249: 639–644

Heimes B, Lommatzsch A, Zeimer M, Gutfleisch M, Spital G, Pauleikhoff D (2011) Anti-VEGF therapy of exudative AMD : Prognostic factors for therapy success. Ophthalmologe 108: 124–131

Ho J, Sull AC, Vuong LN et al. (2009) Assessment of artifacts and reproducibility across spectral- and time-domain optical coherence tomography devices. Ophthalmology 116: 1960–1970

Holz FG, Bellman C, Staudt S, Schutt F, Volcker HE (2001) Fundus autofluorescence and development of geographic atrophy in age-related macular degeneration. Invest Ophthalmol Vis Sci 42: 1051–1056

Holz FG, Bellmann C, Margaritidis M, Schutt F, Otto TP, Volcker HE (1999) Patterns of increased in vivo fundus autofluorescence in the junctional zone of geographic atrophy of the retinal pigment epithelium associated with age-related macular degeneration. Graefes Arch Clin Exp Ophthalmol 237: 145–152

Holz FG, Bindewald-Wittich A, Fleckenstein M, Dreyhaupt J, Scholl HP, Schmitz-Valckenberg S (2007) Progression of geographic atrophy and impact of fundus autofluorescence patterns in age-related macular degeneration. Am J Ophthalmol 143: 463–472

Jonas J, Paques M, Mones J, Glacet-Bernard A (2010) Retinal vein occlusions. Dev Ophthalmol 47: 111–135

Kellner U, Kellner S (2009) Clinical findings and diagnostics of cone dystrophy. Ophthalmologe 106: 99–108

Kellner U, Kellner S, Weinitz S (2010) Fundus autofluorescence (488 NM) and near-infrared autofluorescence (787 NM) visualize different retinal pigment epithelium alterations in patients with age-related macular degeneration. Retina 30: 6–15

Liakopoulos S, Ongchin S, Bansal A et al. (2008) Quantitative optical coherence tomography findings in various subtypes of neovascular age-related macular degeneration. Invest Ophthalmol Vis Sci 49: 5048–5054

Mandecka A, Dawczynski J, Blum M et al. (2007) Influence of flickering light on the retinal vessels in diabetic patients. Diabetes Care 30: 3048–3052

McBain VA, Townend J, Lois N (2007) Fundus autofluorescence in exudative age-related macular degeneration. Br J Ophthalmol 91: 491–496

Meyer CH, Helb HM, Eter N (2008) Monitoring of AMD patients on Anti-Vascular Endothelial Growth Factor (VEGF) Treatment: Practial notes on functional and anatomical examination parameters from Drug approval studies, specialist information and case series. Ophthalmologe 105: 125–142

Mirshahi A, Lorenz K, Kramann C, Stoffelns B, Hattenbach LO (2011) Ophthalmologic diagnostic procedures and imaging of retinal vein occlusions. Ophthalmologe 108: 111–116

Park SJ, Woo SJ, Park KH, Hwang JM, Chung H (2010) Morphologic photoreceptor abnormality in occult macular dystrophy on spectral-domain optical coherence tomography. Invest Ophthalmol Vis Sci 51: 3673–3679

Pauleikhoff D, Kirchhof B, Bertram B et al. (2009) Aktuelle Ergänzungsstellungnahme der Retinologischen Gesellschaft, des BVA und der DOG: Aspekte in der Therapie der neovaskulären altersabhängigen Makuladegeneration: Kriterien der Wiederbehandlung bei der Anti-VEGF-Therapie. http://www.dog.org/wp-content/uploads/2009/09/Stellungnahme-AMD-Ergänzung-010411.pdf

Puche N, Querques G, Benhamou N et al. (2010) High-resolution spectral domain optical coherence tomography features in adult onset foveomacular vitelliform dystrophy. Br J Ophthalmol 94: 1190–1196

Sayegh RG, Georgopoulos M, Geitzenauer W, Simader C, Kiss C, Schmidt-Erfurth U (2010) High-resolution optical coherence tomography after surgery for vitreomacular traction: a 2-year follow-up. Ophthalmology 117: 2010–2017

Schmitz-Valckenberg S, Holz FG, Bird AC, Spaide RF (2008) Fundus autofluorescence imaging: review and perspectives. Retina 28: 385–409

Spaide RF (2003) Fundus autofluorescence and age-related macular degeneration. Ophthalmology 110: 392–399

Tikellis G, Anuradha S, Klein R, Wong TY (2010) Association between physical activity and retinal microvascular signs: the Atherosclerosis Risk in Communities (ARIC) Study. Microcirculation 17: 381–393

Trieschmann M, Beatty S, Nolan JM et al. (2007) Changes in macular pigment optical density and serum concentrations of its constituent carotenoids following supplemental lutein and zeaxanthin: the LUNA study. Exp Eye Res 84: 718–728

Trieschmann M, Heimes B, Hense HW, Pauleikhoff D (2006) Macular pigment optical density measurement in autofluorescence imaging: comparison of one- and two-wavelength methods. Graefes Arch Clin Exp Ophthalmol 244: 1565–1574

Trieschmann M, Spital G, Lommatzsch A et al. (2003) Macular pigment: quantitative analysis on autofluorescence images. Graefes Arch Clin Exp Ophthalmol 241: 1006–1012

Vaclavik V, Vujosevic S, Dandekar SS, Bunce C, Peto T, Bird AC (2008) Autofluorescence imaging in age-related macular degeneration complicated by choroidal neovascularization: a prospective study. Ophthalmology 115: 342–346

Voigt M, Querques G, Atmani K et al. (2010) Analysis of retinal flecks in fundus flavimaculatus using high-definition spectral-domain optical coherence tomography. Am J Ophthalmol 150: 330–337

Vujosevic S, Midena E, Pilotto E, Radin PP, Chiesa L, Cavarzeran F (2006) Diabetic macular edema: correlation between microperimetry and optical coherence tomography findings. Invest Ophthalmol Vis Sci 47: 3044–3051

Zeimer MB, Kromer I, Spital G, Lommatzsch A, Pauleikhoff D (2010) Macular telangiectasia: patterns of distribution of macular pigment and response to supplementation. Retina 30: 1282–1293

Zeimer MB, Padge B, Heimes B, Pauleikhoff D (2010) Idiopathic macular telangiectasia type 2: distribution of macular pigment and functional investigations. Retina 30: 586–595

Neue Therapieoptionen bei retinalen Erkrankungen: Was bringt die Zukunft?

F. Alten, N. Eter

Neue Einblicke in die Pathogenese retinaler Erkrankungen ermöglichen es, erstmals verschiedene pharmakologische Therapieansätze zu verfolgen und zu kombinieren. Im Folgenden sollen aktuelle und zukünftige Therapieoptionen insbesondere der altersabhängigen Makuladegeneration und des diabetischen Makulaödems dargelegt werden, jedoch soll auch aktuellen Therapieentwicklungen seltenerer Netzhauterkrankungen wie beispielsweise der makulären Teleangiektasie Rechnung getragen werden.

Trockene altersabhängige Makuladegeneration (AMD)

Vitamine und Spurenelemente

Neuere klinische und experimentelle Studien lassen vermuten, dass eine oxidative Schädigung der Netzhaut ein Hauptbestandteil der Pathogenese der AMD ist (Beatty et al. 2000). Eine lebenslange Lichtexposition verstärkt die Produktion freier Radikale in den äußeren Schichten der Retina, des retinalen Pigmentepithels (RPE) und der Bruch-Membran, d. h. in Schichten, in denen ohnehin ein hoher Umsatz an Sauerstoff und mehrfach ungesättigten Fettsäuren stattfindet (Spaide et al. 1999). Peroxidierte Lipide können neues Gefäßwachstum erzeugen und somit zur Entwicklung einer AMD beitragen (Spaide et al. 1999). Verschiedene endogene Systeme schützen die Netzhaut gegen einen oxidativen Schaden. Auch Nahrungsbestandteile können antioxidative Eigenschaften besitzen, wie z. B. Vitamin C und E, Betacarotin, Flavonoide und Polyphenole.

Zink kommt in hoher Konzentration im humanen Aderhaut-Pigmentepithel-Retina-Komplex vor und ist ein Koenzym der Carboanhydrase, der Alkoholdehydrogenase und mehrerer lysosomaler Enzyme des RPEs (Karciouglu 1982). In einer randomisierten Doppelblindstudie, die den Effekt einer Zinksubstitution bei 151 Patienten mit AMD unterschiedlichen Stadiums überprüfte, fanden Newsome und Mitarbeiter (1988) eine signifikant reduzierte Progression der Erkrankung bei den Patienten, die 200 mg Zinksulfat täglich eingenommen hatten (Kaminski et al. 1993). Andere Studien fanden wiederum keinen Effekt von Zink auf die Makuladegeneration (Holz et al. 1993; Group TES 2002).

AREDS-Studie. In der »Age-Related Eye Disease Study« (**AREDS**) wurden 3640 Patienten im Alter zwischen 55 und 80 Jahren über einen Zeitraum von 6,3 Jahren untersucht. Ziel der Studie war es, einen Effekt von antioxidativen, hochdosierten Vitaminen (500 mg Vitamin C, 15 mg Betacarotin und 400 IE Vitamin E) sowie Zink (80 mg Zink kombiniert mit 2 mg Kupfer zur Prophylaxe von Kupfermangel) auf die Progression der AMD in diesem Zeitraum nachzuweisen (Group TAS 2001; Schutt et al. 2002; Stokes et al. 1990). Auf Basis funduskopischer Befunde wurden die Patienten in vier Stadien der Erkrankung eingeteilt. Ferner erfolgte die Randomisierung der Teilnehmer in vier Gruppen:

1. Einnahme von Antioxidanzien,
2. Einnahme von Zink
3. Einnahme von Antioxidanzien und Zink
4. Einnahme von Placebo.

Einen Effekt konnte die Studie nur in den fortgeschrittenen Stadien der Erkrankung auf die AMD-Progression und die Visusentwicklung nachweisen. Patienten der Stadien 3 und 4 hatten bei Einnahme von Antioxidanzien *und* Zink ein um 25% reduziertes Risiko für eine AMD-Progression, eine signifikant reduzierte Inzidenz einer choroidalen Neovaskularisation und eine signifikante Reduktion der Odds-Ratio bezüglich Visusverlust von 15 oder mehr Buchstaben. Von anderen Studien weiß man, dass die Einnahme hoher Dosen Betacarotin bei Rauchern ein erhöhtes Risiko für ein Bronchialkarzinom darstellt. Die Einnahme von Betacarotin sollte demzufolge bei Rauchern vermieden werden.

In der *AREDS-2-Studie* (Coleman u. Chew 2007) bekommen 4000 Patienten, entweder hohe Dosen Karotenoide, Lutein und Zeaxanthin oder Omega-3-Fettsäuren oder beides, dazu das ursprüngliche AREDS-1-Vitamin- und Zinkpräparat über insgesamt mindestens fünf Jahre. Erste Ergebnisse der AREDS-2-Studie stehen noch aus.

Lutein und Zeaxanthin. Die beiden Carotinoide des gelben Makulapigments stellen durch ihren antioxidativen und blaulichtfilternden Effekt den besten Schutz gegen kurzwelliges Licht dar. Die höchste Konzentration von Lutein und Zeaxanthin findet man in der Henle'schen Faserschicht in den axonalen Ausläufern der Photorezeptoren. Etwa 25% werden in den Photorezeptoraußensegmenten gefunden, wo der Sauerstoffumsatz und die Menge nichtgesättigter Fettsäuren am höchsten sind (Pauleikhoff et al. 2001). Mit dem Alter reduziert sich die Konzentration an Makulapigment (Hammond U. Caruso-Avery 2000). Diese Beobachtung gab Anlass zu der Vermutung, dass ein Verlust von Makulapigment einen Risikofaktor für die AMD darstellt (Beatty et al. 2001).

Lutein und Zeaxanthin müssen mit der Nahrung zugeführt werden und bewirken eine Zunahme der Makulapigmentdichte, was einen potentiellen prophylaktischen Ansatz in der Behandlung der AMD darstellt (Pauleikhoff et al. 2001). Pilotstudien zeigten, dass eine vermehrte Einnahme dieser Carotinoide durch Nahrungsmittel oder Nahrungsergänzungsmittel einen messbaren Anstieg der Plasmawerte von Lutein und Zeaxanthin sowie eine erhöhte Makulapigmentdichte hervorriefen (Bone et al. 2003).

Untersuchungen der Netzhautfunktion mittels Elektroretinographie zeigten eine verbesserte Netzhautfunktion bei 30 Patienten mit früher AMD und 8 gesunden Probanden nach Einnahme von 15 mg Lutein, 20 mg Vitamin E und 18 mg Nikotinamid über einen Zeitraum von 6 Monaten (Falsini et al. 2003). Aufgrund dieser Ergebnisse wurde die Medikation der AREDS2 entsprechend ergänzt (s. oben; Coleman u. Chew 2007; Institute 2008).

Ungesättigte Omega-3-Fettsäuren. Zu den wichtigsten ungesättigten Fettsäuren der Retina gehören die hier in besonders hoher Konzentration vorliegenden ω3-Fettsäuren sowie Arachidonsäure, eine 4fach ungesättigte ω6-Fettsäure. Sie sind Ausgangsstoffe für verschiedene bioaktive Zwischenstufen, die u. a. Einfluss auf die Regulation der Vasoobliteration und Neovaskularisation haben. In einer Studie an einem Mausmodell der hypoxieinduzierten Neovaskularisation zeigte sich, dass neonatale Mäuse durch eine »japanische Diät« (reich an ω3-Fettsäuren) nach einer sauerstoffinduzierten Retinopathie nur etwa halb so viel Vasoobliteration und Neovaskularisationen aufwiesen wie Mäuse, die eine »westliche Diät« (reich an ω6-Fettsäuren) erhielten (Connor et al. 2007). Der Tiermodellstudie folgt nun eine klinische Studie am Children's Hospital Boston, die die Wirkung einer ω3-Fettsäure-supplementierten Ernährung bei Frühgeborenen mit hohem ROP-Risiko untersucht (Hunt 2007). Zudem wird die Rolle von ω3-Fettsäuren bei der Entstehung und Progression einer AMD in der laufenden AREDS2 untersucht (s. oben).

Visual Cycle Modulatoren (VCM)

Mit dem Alter kommt es zu einer Akkumulation von Lipofuszin im retinalen Pigmentepithel (RPE), das mit dem normalen Zellmetabolismus interferiert und toxische Eigenschaften aufweist. Eines der Hauptbestandteile des Lipofuszins ist das sog. A2-E (N-Retinyliden-N-Retinyläthanolamin), das durch seine phototoxischen Eigenschaften zur Atrophie der RPE-Zelle führen kann. *Fenretinide* ist ein synthetisches Retinoid, das bisher in der Tumorforschung eingesetzt wurde. Vor kurzem konnte gezeigt werden, dass Fenretinide die Anhäufung von A2-E in den RPE-Zellen über eine Senkung des Retinolspiegels über eine kompetitive Bindung an Retinol-Binding-Protein im Serum reduziert. In einem Mausmodell des Morbus Stargardt nahm die A2-E-Akkummulation nach 28-tägiger oraler Applikation um 60% ab (Radu et al. 2005). Die Ergebnisse waren so erfolgversprechend, dass eine klinische Multicenterstudie an 245 Patienten mit geographischer Atrophie durchgeführt wurde. Fenretinide wurde hierbei in der Dosierung 100 mg und 300 mg täglich p.o. gegen Plazebo getestet (Study of Fenretinide in the Treatment of Geographic Atrophy Associated with Dry Age-Related Macular Degeneration). Zwischenergebnisse wurden als vielversprechend bewertet, eine abschließende Bewertung steht jedoch noch aus.

ACU-4429 (Acucela) ist ebenfalls ein Vertreter der Gruppe der VCM, die zu einer Reduktion der Konzentration von A2E durch Inhibition des Zellzyklus führt. Nach zwei erfolgversprechenden Phase-I-Studien läuft derzeit eine Phase-II-Studie bei Patienten mit geographischer Atrophie, die Mitte 2011 zum Abschluss kommen wird (Study of the Safety, Tolerability, Pharmacokinetics and Pharmacodynamics of ACU-4429 in Subjects with Geographic Atrophy).

Komplementinhibitoren

Es wurde sowohl eine lokale als auch eine systemische Aktivierung des Komplementsystems bei Patienten mit AMD nachgewiesen (Scholl et al. 2008). Die Proteine mit genetischen Polymorphismen in AMD-Populationen, CFH, Faktor B und C3, sind alle Teil der sog. alternativen Komplementkaskade. Die lokale Komplementaktivierung verursacht wahrscheinlich eine lokale Entzündungsreaktion, Gewebeschädigung und damit u. a. eine Hochregelung von Angiogenesefaktoren wie VEGF.

POT-4, ein C3-Inhibitor, bindet an die C3-Komponente des Komplementsystems und verhindert so deren Mitwirkung an der Aktivierung der Komplementkaskade. Da es sich bei C3 um eine zentrale, an allen wesentlichen Wegen zur Aktivierung des Komplementsystems beteiligte Komponente handelt, verhindert deren Hemmung effektiv die gesamte nachgeschaltete Komplementaktivierung, die sonst ungehemmt zu lokaler Entzündung, Gewebeschaden und Hochregulation von angiogenen Faktoren führen könnte.

Die Ergebnisse einer multizentrischen, klinischen, Phase-I-Dosiseskalationsstudie, der AsaP-Studie (Assessment of Safety of Intravitreal POT-4 Therapy for Patients with Neovascular Age-Related Macular Degeneration), bei der Patienten mit bis zu 150 µg/Dosis POT-4 behandelt wurden, wiesen zu keinem Zeitpunkt arzneimittelbedingte Toxizitäten auf. Die Ergebnisse weisen darauf hin, dass eine intravitreale Verabreichung von POT-4 sicher ist, und die ermittelten Daten unterstützen eine Fortsetzung der Untersuchung von POT-4 als Behandlungsoption für sowohl trockene als auch feuchte AMD mit größeren, randomisierten klinischen Studien. Hier sind bis dato noch keine weiteren Studien aufgelegt.

ARC 1905, ein Aptamer gegen C5, ist ein weiterer Komplementinhibitor, der sich in klinischer Testung befindet. Eine Studie untersucht derzeit 70 Patienten mit exsudativer AMD in einer Phase-I-Studie, die intravitreale ARC-Injektionen kombiniert mit einmaliger oder mehrmaliger Lucentisinjektion erhalten (ARC1905 given either in combination therapy with Ranibizumabinjektionen 0,5 mg/eye in subjects with neovascular age-reated macular degeneration). Ferner läuft derzeit eine weitere Phase-I-Studie mit 50 Patienten mit GA bei AMD zur Evaluierung von Sicherheit und Verträglichkeit (Study of ARC1905 in Subjects with Dry Age-Related Macular Degeneration).

JSM6427 ist ein Small-Molecule-C5a-Rezeptorantagonist, der intravitreal appliziert in einer Phase-1-Studie an 36 Patienten getestet wurde. Die Studie ist beendet, publizierte Ergebnisse stehen jedoch noch aus (Phase 1 Safety Study of Single and Repeated Doses of JSM6427 [Intravitreal Injection] to Treat AMD). Intravitreale JSM6427-Injektionen zeigten in experimentellen Affen und Mausmodellen eine deutliche Inhibition von choroidaler Neovaskularisationsbildung (Zahn et al. 2009).

Eculizumab ist ein kompletter, humanisierter Antikörper gegen C5. Hier werden derzeit 60 Patienten mit nichtexsudativer AMD für eine Phase-II-Studie rekrutiert. Untersucht wird neben der Sicherheit die Auswirkung auf Drusenvolumen und Atrophieareal (Complement Inhibition with Eculizumab for the Treatment of Non-Exsudative Macular Degeneration). In der Literatur findet man einen Fallbericht zu einem Patienten, der einen Zentralvenenverschluss erlitten hatte und aufgrund einer Neuropathie der Motoneurone von neurologischer Seite eine wöchentlich intravenöse Therapie mit Eculizumab erhielt. Es ergab sich eine deutliche Visusverbesserung sowie eine beinahe vollständige Resorption des Makulaödems (Lockington et al. 2010).

Selektiver Serotonin-A1-Agonist

Die Substanz AL 8309B ist ein selektiver Serotonin-1A-Agonist, der im Tiermodell eine Protektion von Photorezeptoren und RPE-Zellen unter photooxidativem Stress durch Inhibition von Komplementaktivierung zeigte (Collier et al. 2011). Derzeit wird eine randomisierte, plazebokontrollierte, multizentrische Phase-III-Studie (GATE Study) mit 550 Patienten mit GA bei AMD durchgeführt (Geographic Atrophy Treatment Study). Hier wird die Substanz AL 8309B als Augentropfen in verschiedenen Dosierungen verabreicht. Primärer Endpunkt der Studie ist die Größe der Atrophiezone.

Neurotrophischer Faktor – CNTF

Der Ciliary Neurotrophic Factor (CNF) ist ein neurotropher Faktor, der u. a. von den RPE-Zellen produziert wird. Im Mausmodell konnte eine Akkummulation von A2E erfolgreich verhindert werden durch die intravitreale Implantation einer Kapsel mit einer genetisch modifizierten RPE-Zellkultur, die durch eine semipermeable Membran Kontakt nach intraokular hat, Sauerstoff und Nährstoffe bekommt und CNF sezernieren kann. Diese Technik wird Encapsulated Cell Technology (ECT) genannt. Ein direkter Kontakt zwischen Immunsystem des Patienten und der RPE-Zellkultur wird verhindert. Diese Anordnung umgeht die Blut-Retina-Schranke und erleichtert dadurch die kontinuierliche intravitreale Verabreichung von Medikamenten. NT-501 wird in einer klinischen Phase-II-Studie bei Patienten mit GA bei AMD und Retinitis pigmentosa im Früh- und Spätstadium getestet. Das Implantat wird nach 12 Monaten im Rahmen der Studie wieder entfernt und die Patienten für weitere 6 Monate nachbeobachtet.

Inhibition der Transkriptionsfaktoren

»Protein complex nuclear factor-kappa B« (NF-kB) ist ein Transkriptionsfaktor, der für die Regulation der Immunantwort, der Zellproliferation und des Zelltodes von großer Bedeutung ist. Über die Bindung an bestimmte regulatorische Abschnitte der DNA kann er die Transkription abhängiger Gene beeinflussen und die Auswirkungen von oxidativem Stress und Entzündungsreaktionen sowie der Angiogenese verstärken.

Über diesen Weg wird mit der Substanz *OT-551*, ein kleines Molekül zur Verminderung der Überexpression von NF-kB, ein topischer Therapieansatz verfolgt. Im Rattenmodell führt die Gabe von OT-551 zu verminderten lichtinduzierten Netzhautschäden. Bei Patienten in Phase-

II-Studien werden die Augentropfen in verschiedenen Konzentrationen dreimal täglich über 24 Monate einseitig appliziert. Primärer Endpunkt ist die Größenzunahme des Atrophieareals (The OMEGA Study: Use of Eye Drops to Treat Geographic Atrophy Associated with Age-Related Macular Degeneration).

Neovaskuläre AMD

Antiangiogene Therapie

Eine pathologische Angiogenese spielt bei einer Vielzahl von Netzhauterkrankungen wie der proliferativen diabetischen Retinopathie und der neovaskuläre AMD eine zentrale Rolle. Möchte man das neue Gefäßwachstum verhindern, könnte man verstärkende Regulatoren wie z. B. VEGF hemmen oder natürliche Angiogeneseinhibitoren wie z. B. PEDF zuführen. Eine der Herausforderungen für eine solche Substanz ist deren Applikation bzw. deren selektiver Effekt am Zielgewebe (◙ Abb. 8.1). Die Injektion in den Glaskörper ist derzeit die häufigste Applikationsform, birgt jedoch das Risiko von Endophthalmitis, Linsenverletzung und Netzhautablösung. Weniger invasiv als die intravitreale Injektion ist die posteriore juxtasklerale Injektion. Eine orale oder intravenöse Darreichungsweise hingegen birgt Risiken systemischer Toxizität. Bei allem Nutzen einer antiangiogenen Therapie besteht dennoch stets die Gefahr der Hemmung einer physiologisch wichtigen Angiogenese wie z. B. der Wundheilung.

Anti-VEGF-Therapien. VEGF spielt eine zentrale Rolle in der Pathogenese der CNV (choroidale Neovaskularisation; Miller et al. 1995). VEGF kann CNV-Wachstum induzieren (Spilsbury et al. 2000) und die Blockade von VEGF kann die Bildung einer CNV im Tiermodell hemmen (Hruby 1977; Garrett et al. 2001; ◙ Abb. 8.2).

Natrium-Pegaptanib (Macugen®) ist ein chemisch-synthetisiertes Makromolekül, das mit hoher Selektivität und Affinität an eine Isoform des VEGF bindet und dessen Wirkung blockiert. Im Jahr 2004 erbrachte die VISION-Studie den Wirksamkeitsnachweis für alle drei getesteten Dosierungen des Präparats und für alle CNV-Subtypen und führte zur FDA-Zulassung der intravitrealen Injektion von 0,3 mg Pegaptanib für die Behandlung der feuchten AMD. Unter einer sechswöchentlichen Behandlung zeigte sich eine signifikante Verlangsamung des Visusverlusts. Eine Verbesserung der Sehschärfe ergab sich jedoch im Mittel nicht (Gragoudas et al. 2004).

Bevacizumab (Avastin®) ist ein humanisierter rekombinanter monoklonaler VEGF-Antikörper. Bevacizumab wurde 2004 in den USA als Therapie erster Wahl in Kombination mit einer 5-Fluorouracil enthaltenen Chemotherapie für die Behandlung des metastasierten kolorektalen Karzinoms zugelassen.

Im August 2005 berichteten Rosenfeld und Mitarbeiter erstmals über eine intravitreale Bevacizumab-Injektion bei einem Patienten mit neovaskulärer AMD. Hierbei wurden für die Injektion 1,0 mg Bevacizumab verwendet. Der Patient zeigte bereits nach vier Wochen einen deutlichen Rückgang der subretinalen Flüssigkeit und eine Stabilisierung der Sehkraft (Rosenfeld et al. 2005). Bevacizumab ist nicht für die Behandlung der AMD zugelassen (»off-label use«). Große randomisierte Multicenterstudien zur intravitrealen Bevacizumabinjektion fehlen bis heute (Spaide et al. 2006; Rich et al. 2006; Eter et al. 2006).

Zurzeit werden mehrere kontrollierte sog. »Head-to-head«-Studien zum Vergleich der Wirksamkeit von Bevacizumab gegen Ranibizumab bei neovaskulärer AMD durchgeführt. Die größte Studie läuft in den USA, initiiert vom National Eye Institut (CATT), weitere Studien laufen in Deutschland (VIBERA) und in Großbritannien (IVAN; Comparison of Age-Related

Macular Degeneration Treatments Trials [CATT]; Prevention of Vision Loss in Patients With Age-Related Macular Degeneration [AMD] by Intravitreal Injection of Bevacizumab and Ranibizumab [VIBERA]; Prävention des Sehverlustes bei Patienten mit altersabhängiger Makuladegeneration durch intravitreale Injektion von Bevacizumab und Ranibizumab; A Randomised Controlled Trial of Alternative Treatments to Inhibit VEGF in Age-Related Choroidal Neovascularisation). Die CATT-Studie zeigte gleich gute Visusergebnisse für Ranibizumab (Lucentis®) und Bevacizumab (Avastin®) in der Behandlung der feuchten Makuladegeneration. Die Studie bestätigte mit ihren 1-Jahres-Ergebnissen zur Behandlung der feuchten AMD bei 1185 Patienten die Ergebnisse der Zulassungsstudien für Ranibizumab (Lucentis®).

Bevacizumab (Avastin®) zeigte beim Visus einen Gewinn von 8 Buchstaben gegenüber 8,5 Buchstaben bei Ranibizumab (Lucentis®). Schlaganfall, Myokardinfarkt und Tod traten bei Bevacizumab und Ranibizumab in ähnlicher Häufigkeit auf (p>0,20). Der Anteil der Patienten mit schwerwiegenden, unerwünschten Ereignissen war in der Bevacizumab-Gruppe höher als in der Ranibizumab-Gruppe (24,1% bzw. 19,0%). (The CATT Research Group, Ranibizumab and Bevacizumab for Neovascular Age-Related Macular Degeneration).

Ranibizumab (Lucentis®) ist ein antigenbindendes Fragment eines monoklonalen VEGF-Antikörpers. Wie Pegaptanib wird auch Ranibizumab durch wiederholte intravitreale Injektionen verabreicht. Während Pegaptanib selektiv nur $VEGF_{165}$ bindet, inhibiert Ranibizumab alle 4 VEGF-A-Isoformen. In einer Phase-III-Studie, der MARINA-Studie, wurden 716 Patienten mit minimal klassischer und okkulter CNV bei AMD mit 0,3 oder 0,5 mg Ranibizumab oder Plazebo monatlich behandelt. Patienten der Ranibizumab-Gruppen wiesen nach einem Jahr eine Visusstabilisierung oder Visusverbesserung in 94,5% (0,3-mg-Gruppe) und 94,6% (0,5-mg-Gruppe) auf im Vergleich zu 62,2% in der Kontrollgruppe. Eine Visusverbesserung über 15 Buchstaben fand sich bei 24,8% der Patienten der 0,3-mg-Gruppe und 33,8% der Patienten der 0,5-mg-Gruppe, jedoch nur bei 5% der Kontrollgruppe. Die Endophthalmitisrate betrug 0,4% in der 0,3-mg-Gruppe und 0,8% in der 0,5-mg-Gruppe (Brown et al. 2006).

In eine weitere Phase-III-Studie, die ANCHOR-Studie, wurden 423 Patienten mit überwiegend klassischer CNV eingeschossen und entweder mit monatlichen intravitrealen Injektionen von 0,3 oder 0,5 mg Ranibizumab oder PDT behandelt. Nach einem Jahr wiesen 94,3% der Patienten in der 0,3-mg Ranibizumab-Gruppe und 96,4% der Patienten in der 0,5-mg Ranibizumab-Gruppe, aber nur 64,3% der Patienten in der PDT-Gruppe einen Visusverlust von <15 Buchstaben auf (p <0,0001). Eine Visusverbesserung um 15 Buchstaben wurde von 40,3% der Patienten in der 0,5-mg-Ranibizumab Gruppe und 35,7% der Patienten der 0,3-mg-Ranibizumab-Gruppe, aber nur von 5,6% der Patienten der PDT-Gruppe erreicht (p <0,0001). Während die Patienten der PDT-Gruppe nach einem Jahr im Mittel 9,5 Buchstaben Visusverlust verzeichneten, hatten die Patienten der Ranibizumab-Gruppen im Mittel einen Visusgewinn von 11,3 (0,5 mg) und 8,3 (0,3 mg) Buchstaben (p <0,0001; Rosenfeld et al. 2006).

Die Ein-Jahres-Ergebnisse der MARINA- und ANCHOR-Studie führten zur Zulassung von 0,5 mg Ranibizumab für die Behandlung der neovaskulären AMD.

Die PIER- und EXCITE-Studien gaben näheren Aufschluss über die optimale Anwendung von Ranibizumab hinsichtlich Dosierung und Häufigkeit der Injektionen. Monatliche Injektionen zeigten deutlich bessere Visusergebnisse gegenüber einem dreimonatigen Regime nach drei initialen monatlichen Aufsättigungsinjektionen. Hier wurde deutlich, dass das wiederholte Auftreten eines Makulaödems (»rebound«) morphologisch reversibel sein kann, funktionell aber mit einem irreversiblen Funktionsverlust z. B. durch Photorezeptorschäden einhergeht.

Die SAILOR-Studie überprüfte die fixe monatliche Gabe versus einer initialen 3-maligen monatlichen Gabe und anschließenden Reinjektionen bei Befundverschlechterung (Visusabfall, Zunahme des Makulaödems in der OCT), wobei sich Ersteres als erfolgreicher erwies (Boyer 2008). Im Rahmen der SUSTAIN-Studie wurden nach dreimonatiger Aufsättigungsphase die Patienten monatlich visitiert und bei Visusabfall >5 Buchstaben oder Zunahme der zentralen retinalen Dicke >100 µm mit entweder 0,3 mg oder 0,5 mg Ranibizumab injiziert. Die Anzahl der Injektionen pro Jahr lag bei 5,3 pro Patient. Unter dieser Therapie konnte eine durchschnittliche Visusverbesserung um 7 Buchstaben und eine Abnahme der zentralen retinalen Dicke um ~70 µm festgestellt werden (Meyer et al. 2008). Entsprechend dem Schema der SUSTAIN-Studie ist die europäische Zulassung: drei initiale monatliche Injektionen, danach monatliche Kontrollen und Weiterbehandlung bei Visusverschlechterung um >5 Buchstaben.

Ein weiteres Molekül, das derzeit in klinischen Studien getestet wird, ist das Fusionsprotein *VEGF-Trap Eye*. Dieses Protein besteht aus Schlüsseldomänen der zwei VEGF-Rezeptoren VEGFR-1 und VEGFR-2, die mit dem Fc-Teil eines Immunglobulins G1 fusioniert sind. Das Molekül bindet kompetitiv an VEGF mit einer ca. 800fach höheren Affinität, verglichen mit Bevacizumab (Konner u. Dupont 2004). In Mausmodellen übte eine subkutane Injektion oder eine einzige intravitreale Injektion von VEGF-Trap eine starke Hemmung auf die Entstehung laserinduzierter choroidaler Neovaskularisationen aus und reduzierte außerdem signifikant den VEGF-induzierten Zusammenbruch der Blut-Retina-Schranke (Saishin et al. 2003). Eine Phase-III-Studie an 1200 Patienten mit neovaskulärer altersabhängiger Makuladegeneration testete die Nichtunterlegenheit von verschiedenen VEGF-Trap Dosierungen vs. Ranibizumab (VIEW 2; VEGF-Trap Eye: Investigation of Efficacy and Safety in Wet Age-Related Macular Degeneration). Im November 2010 berichtete der Hersteller, dass die Nichtunterlegenheit von VEGF Trap-Eye in allen getesteten Dosierungen im Vergleich zur monatlichen Gabe von Ranibizumab gezeigt werden konnte – einschließlich der zweimonatlichen Dosierung von VEGF Trap-Eye. Die Zulassung von VEGF-Trap für die neovaskuläre AMD wird noch im Laufe des Jahres 2012 erwartet.

VIEW 1 + 2 untersuchten das Medikament in einer Dosierung von 2 mg alle zwei Monate nach einer initialen Gabe von drei Dosen im Abstand von einem Monat, in der Dosierung 0,5 mg einmal monatlich und 2,0 mg einmal monatlich bei Patienten mit AMD. Der primäre Endpunkt war der Anteil der Patienten, die nach 52 Wochen Behandlung ihre Sehkraft erhalten oder verbessert hatten. Statistisch wurde auf Nicht-Unterlegenheit (›Non-Inferiority‹) gegen Ranibizumab getestet. Die Kontrollgruppe wurde mit der aktuellen Standardbehandlung mit Ranibizumab in einer Dosierung von 0,5 mg monatlich behandelt.In der VIEW 1-Studie, die in den USA und Kanada durchgeführt wurde, betrug der Anteil der Patienten mit Erhalt der Sehkraft bei VEGF Trap-Eye 0,5 mg monatlich 96%, unter 2 mg 95% und bei einer Gabe von 2 mg alle zwei Monate ebenfalls 95%. Im Vergleich dazu betrug der Anteil der Patienten in der Kontrollgruppe 94%. In der internationalen VIEW 2-Studie – durchgeführt in Europa, im asiatisch-pazifischen Raum, Japan und Lateinamerika – blieb bei 96% der Patienten, die VEGF Trap-Eye 0,5 mg monatlich verabreicht bekamen, die Sehkraft erhalten. In der Dosierung von 2 mg monatlich und in der Dosierung von 2 mg alle zwei Monate lag der Anteil bei 96%. Unter einer Behandlung mit 0,5 mg Ranibizumab einmal im Monat wurde dieser Effekt bei 94% der Patienten erzielt. Die mittlere Verbesserung der Sehkraft (sekundärer Endpunkt), gemessen an der durchschnittlichen Zahl der zusätzlich erkannten Buchstaben nach 52 Wochen im Vergleich zum Ausgangswert, stellte sich bei den Patienten in der VIEW 1-Studie, die mit 2 mg VEGF Trap-Eye einmal im Monat behandelt wurden, als nicht unterlegen gegenüber Patienten, die mit Ranibizumab in einer Dosierung von monatlich 0,5 mg behandelt wurden, dar: Sie gewannen im Mittel 10,9 Buchstaben, verglichen mit 8,1 Buchstaben in der Ranibizumab-Gruppe (p<0,01). In allen anderen VEGF Trap-Eye Behandlungsgruppen der VIEW 1-Studie und allen VEGF Trap-Eye Behandlungsgruppen der VIEW 2-Studie unterschied sich die mittlere Verbesserung der Sehkraft statistisch nicht von Ranibizumab in einer Dosierung von 0,5 mg monatlich.

Pigment Epithelium Derived Factor (PEDF). Das Zytokin »pigment epithelium derived factor« (PEDF) wird im Auge produziert und ist einer der wichtigsten endogenen Angiogene-sehemmer. Die antiangiogene Wirkung konnte in einem Frühgeborenenretinopathiemodell sowie in einem Tiermodell einer laserinduzierten CNV nachgewiesen werden (Pauleikhoff et al. 2001; Mori et al. 2002). Die Konzentration dieses Moleküls ist bei Patienten mit CNV (Holekamp 2001) und im Tiermodell bei laserinduzierter CNV (Renno et al. 2002) reduziert. Basierend auf diesen Beobachtungen liegt der Verdacht nahe, dass diese Substanz die Bildung choroidaler Neovaskularisationen im Menschen hemmt. Die Firma Genvec hat einen Adeno-vector entwickelt, der ein PEDF-Genkonstrukt enthält (Rasmussen et al. 2001). Dieses Substrat mit Namen *Ad(GV)PEDF.11 D* ist ein adenoviraler Gentransfer-Vektor des Serotyps 5, der durch teilweise oder komplette Deletion viraler Komponenten replikationsdefizient gemacht wurde. Erste Ergebnisse einer Phase-I-Studie an 28 Patienten mit fortgeschrittener feuchter AMD liegen vor. Hierbei zeigten sich keine Toxizitätszeichen oder schwerwiegenden Nebenwirkungen. Eine zweite Phase-I-Studie an 22 Patienten mit früheren Formen der feuchten AMD läuft noch.

Matrix-Metallo-Proteinase-Inhibitoren. In der molekularen Kaskade der Angiogenese spielt die Invasion und Migration von Endothelzellen durch die extrazelluläre Matrix eine wichtige Rolle. Dieser Prozess ist abhängig von den sog. Matrix-Metallo-Proteinasen (MMP) und wird durch Metallo-Proteinase-Gewebeinhibitoren (TIMP) moduliert. Eine Vielzahl von MMP wurden in neovaskulären Membranen von Patienten mit AMD entdeckt (Steen et al. 1998).

Prinomastat ist ein oral verabreichbarer MMP-Inhibitor, der in präklinischen Studien antiangiogene Wirkung gezeigt hat (Shalinsky et al. 1999). In einer Phase-II-Studie an AMD-Patienten zeigte diese Substanz jedoch keine Wirksamkeit. Eine zweite Substanz, Neovastat, ist ebenfalls ein potentieller MMP-Inhibitor mit antiangiogenen Eigenschaften. Neovastat wird derzeit in klinischen Studien getestet.

Steroide. So genannte angiostatische Steroide, die unabhängig von der glukokortikoiden Wirkung eine angiostatische Wirkung haben, existieren bereits seit einiger Zeit (Crum et al. 1985). Derzeitige Studien untersuchen die Wirksamkeit der Steroide bei AMD.

Anecortave Acetat (Retaane®) zeigte in multiplen Neovaskularisationsmodellen eine signifikante antiangiogene Aktivität, die möglicherweise auf einer Hochregulation von Plasminogenaktivatorinhibitoren beruht (Clark et al. 1999; Penn et al. 2001). Es reduziert zusätzlich die Produktion angiogener Faktoren in den RPE-Zellen. Daher besitzt Anecortave Acetat als Steroid ohne konventionelle glukokortikoide Wirkung die gewünschten Eigenschaften zur Hemmung der Gefäßneubildung, jedoch ohne die bekannten steroidassoziierten Nebenwirkungen. Die Substanz wird posterior juxtaskleral mit Hilfe einer speziell dafür entwickelten Kanüle injiziert. Erste Untersuchungen zeigten, das Anecortave Acetat in Bezug auf Visuserhalt und Hemmung des Läsionswachstums signifikant besser wirkte als Plazebo (Lambert et al. 2001; D'Amico et al. 2003). Eine Phase-III-Studie mit 530 Patienten, in der 15 mg Anecortave Acetat gegen PDT mit Visudyne getestet wurden, konnte das geplante »Non-inferiority«-Ziel jedoch nicht erreichen (Slakter et al. 2006).

Tyrosinkinase-Inhibitoren. Tyrosinkinasen sind eine Gruppe von Proteinen, die als Teil von Rezeptorsystemen einen wichtigen Beitrag zur Signalübertragung von Wachstumsfaktoren leisten.

Genistein, ein Isoflavonoid, ist ein natürlicher Tyrosinkinase-Inhibitor, der hauptsächlich in Sojabohnen vorkommt. Abgesehen von der Tyrosinkinase-Inhibition weist Genistein noch andere biologische Aktivitäten auf, so z. B. die Hemmung der Angiogenese, DNA-Synthese und Zellzyklusstop in der S-Phase (Majji et al. 1999). Auch eine antioxidative (Nakajima et al. 2001) und antiinflammatorische Wirkung durch Hemmung wachstumsfaktorstimulierter Migration von Entzündungszellen konnte gezeigt werden (Gruber et al. 1995). In einem sauerstoffinduzierten Mausmodell hemmte Genistein retinale Neovaskularisationen und die VEGF-Expression (Wang et al. 2005). In einem weiteren In-vivo-Versuch mit Kaninchen zeigte sich eine Rückbildung von kornealen Neovaskularisationen unter lokaler Applikation von Genistein (Joussen et al. 2000).

Vatalanib ist ein Multi-VEGF-Inhibitor, der an die intrazelluläre Domäne aller drei VEGF-Rezeptoren (VEGF-R 1, 2 und 3) bindet. Anhand eines Mausmodells der ischämieinduzierten Retinopathie konnte eine Reduktion von angioproliferativen Veränderungen durch intravitreale Injektionen von Vatalanib gezeigt werden (Maier et al. 2005). Präklinische Studien deuten darauf hin, dass Vatalanib die VEGF-induzierte Angiogenese hemmt (Kaiser 2006). Eine Phase-I/II-Studie, die die tägliche orale Gabe von Vatalanib in Verbindung mit einer PDT gegen »nur PDT« oder »nur Ranibizumab« bei subfovealer CNV bei AMD testet, ist abgeschlossen (Safety and Efficacy Of Oral PTK787 In Patients With Subfoveal Choroidal neovascularization Secondary to Age-related Macular Degeneration (AMD) (ADVANCE)). Ergebnisse wurden bislang nicht veröffentlicht. Vatalanib hat eine hohe Bioverfügbarkeit nach oraler Gabe, so dass eine kombinierte orale Gabe mit etablierten Therapien denkbar wäre (Chappelow u. Kaiser 2008).

Weitere Tyrosinkinaseinhibitoren sind *Pazopanip, TG100801, TG101905* (lokale Anwendung) und *AL39324* (intravitreale Anwendung). Pazopanib wurde sowohl hinsichtlich seiner Sicherheit bei topischer Gabe bei neovaskulärer AMD in einer randomisierten, plazebokontrollierten, Dosis-Eskalations-Studie getestet als auch hinsichtlich Pharmakodynamik und Pharmakokinetik (A Study to Evaluate the Safety, Tolerability and PK of Pazopanib Eye Drops in Healthy Adult and Elderly Subjects; A Study to Evaluate the Pharmacodynamics, Safety, and Pharmacokinetics of Pazopanib Eye Drops in Adult Subjects With Neovascular AMD; A Safety Study to Evaluate Pazopanib Eye Drops in Healthy Volunteers). Im Mausmodell zeigte Pazopanip bei oraler Gabe eine gute Bioverfügbarkeit sowie eine starke Suppression von choroidalen Neovaskularisationen (Takahashi et al. 2009). Eine Phase-I/II-Studie testet aktuell die topische Gabe von Pazopanip bei kornealen Neovaskularisationen (Treatment of Corneal Neovascularisation with Topical Pazopanip).

TG100801 zeigte gute Verträglichkeit bei topischer Verabreichung in einer Phase-I-Studie und wurde in einer Phase-II-Studie hinsichtlich Sicherheit und Wirksamkeit untersucht (Open-Label, Pilot Study of TG10801 in Patients with Choroidal Neovaskularisation due to AMD). TG101095 hat sich als wirksam in einem Mäusemodell der laserinduzierten CNV erwiesen und wurde in einer Phase-I-Studie von 42 gesunden Normalprobanden gut vertragen. Zurzeit läuft eine Phase-IIa-Studie zur Anwendung bei neovaskulärer AMD (Chen et al. 2007). In präklinischen Studien zeigte AL39324 eine konzentrationsabhängige Blockade von VEGF in einer bovinen retinalen Endothelzellkultur und führte zu einer Reduktion der CNV-Größe im Mausmodell der Laserinduzierten CNV (Bingaman et al. 2007). Aktuell werden Probanden für eine randomisierte, Dosis-Eskalations-Studie mit AL39324 versus Ranibizmab bei exsudativer AMD rekrutiert (WALTZ – Wet Age-related Macular Degeneration (AMD) AL 39324 Treatment Examination).

Chemotherapie

Sirolimus (Rapamycin) wurde ursprünglich für die Behandlung der Transplantatabstoßung und zur Beschichtung von medikamentenabgebenden Koronarstents zugelassen. Sirolismus hat antiinflammatorische, antifibrotische und antiproliferative Eigenschaften und greift über die Blockade von Substraten von Proteinkinasen in den Zellstoffwechsel und -metabolismus ein. Sirolismus senkt die Konzentration von VEGF und $TGF\beta_1$ (»transforming growth factor« β_1; Guba et al. 2002). In präklinischen Studien konnte Sirolismus die VEGF-induzierte Gefäßhyperpermeabilität (Kleinmann et al. 2007) und die Größe einer CNV im Mausmodell der laserinduzierten CNV reduzieren (Dejneka et al. 2004). In zwei Phase-II-Studien wird orales Sirolimus gegen zwei weitere Immunmodulatoren in Kombination mit einer Anti-VEGF-Therapie getestet (Infliximab, Sirolimus and Daclizumab to Treat Age-Related Macular Degeneration) sowie verschiedene subkonjunktivale Dosierungen von Sirolimus in Kombination mit intravitrealem Ranibizumab bei Patienten mit exsudativer AMD (Phase 2 Study of an Ocular Sirolimus Formulation in Combination with Lucentis in Patients with Age-related Macular Degeneration).

Gentechnologie

Gentechnologie, durch die eine Down-Regulation der Expression spezieller Netzhautgene ermöglicht würde, hätte ein breites Spektrum an Einsatzmöglichkeiten in der Therapie retinaler Erkrankungen. RNA-Interferenz ist ein Vorgang, bei dem durch eine Doppelstrang RNA (dsRNA) in einer Zelle die Messenger-RNAs (mRNAs) abgebaut werden. Synthetische RNAs mit einer Länge von 21 und 22 Nukleotiden, sog. »*small interference RNAs*« (siRNAs), vermitteln die intrazelluläre Spaltung homologer Sequenzen durch zelluläre Enzymsysteme und können selektiv das Produkt eines Genabschnitts unterdrücken.

In einer Phase-I-Studie mit 26 Patienten mit AMD wurden 6 unterschiedliche Dosierungen von *AGN211745* erprobt. Diese siRNA wirkt an der mRNA des VEGF-Rezeptors 1 und erzielte zwölf Wochen nach einmaliger intravitrealer Injektion bei 92% der Patienten einen stabilen Visus und bei 15% eine Verbesserung um mehr als 3 Zeilen. Die OCT-Untersuchungen ergaben eine signifikante Reduktion der fovealen Netzhautdicke. Verträglichkeit und Sicherheit waren sehr gut (Shen et al. 2006). Eine 2-jährige, einfach verblindete Phase-II-Studie zur Wirksamkeit und Sicherheit verschiedener Dosierungen gegenüber Ranibizumab wurde beendet (A Study Using Intravitreal Injections of a Small Interfering RNA in Patients With Age-Related Macular Degeneration).

Bevasiranib (früher Cand 5) ist ein Molekül, das sich gegen die mRNA von VEGF wendet und inzwischen in einer Phase-II-Studie an Patienten mit feuchter AMD aller Subtypen in drei unterschiedlichen Dosierungen (0,2 mg, 1,5 mg, 3 mg, intravitreal injiziert) getestet wurde. In diese sog. CARE-Studie (Cand5-Anti-VEGF-RNAi-Evaluation-Studie) wurden 129 Patienten eingeschlossen. Die vorgestellten Daten zeigten jedoch, dass die initialen Ergebnisse nicht so gut sind wie bei einer Behandlung mit Anti-VEGF Antikörpern oder Aptameren (Bruckner 2006). Bevasiranib verhindert die Bildung neuer VEGF-Moleküle, hat jedoch keinen Einfluss auf bereits gebildete, was eine verzögerte Wirkung erklären würde. Hier wäre eine Kombinationstherapie mit einem VEGF-Antikörper denkbar. Eine Phase-III-Studie erprobt nun die Gabe von Bevasiranib nach einer Aufsättigungsphase mit Ranibizumab (monatliche Injektion über 3 Monate) an 330 Patienten mit neovaskulärer AMD (Safety & Efficacy Study Evaluating the Combination of Bevasiranib & Lucentis Therapy in Wet AMD).

Kleinmann und Mitarbeiter (2008) konnten im Mausmodell zeigen, dass sowohl AGN211745 als auch Bevasiranib ihre antiangiogene Wirkung jedoch nicht durch Ansatz am VEGF bzw. VEGF-Rezeptor erzielen, sondern durch eine Aktivierung des Toll-like-Rezeptors 3. Eine dritte Substanz, die sich derzeit in klinischer Testung befindet ist *PF-4523655*. Hier ist das Zielmolekül RTP-801, was ähnlich dem hypoxieinduzierbarem Faktor durch Hypoxie aktiviert wird und angiogen, proinflammatorisch und hyperpermeabel wirkt. Durch diese Substanz wird der sog. mTOR-Stoffwechsel inhibiert, eine Serin-Threonin-Kinase, die eine intrazelluläre Schlüsselstelle für Zellwachstum, Angiogenese und Stoffwechsel darstellt. Derzeit läuft eine Phase-I-Studie mit intravitrealen PF-4523655-Injektionen bei Patienten mit feuchter AMD (A Phase I Dose Escalation Study of PF-04523655 in Subjects with choroidal Neovascularization (CNV) Secondary to Age-related Macular Degeneration).

Diabetisches Makulaödem

Anti-VEGF-Therapie

Für das Antikörperfragment *Ranibizumab* (Lucentis®) erfolgte im Januar 2011 die Zulassung für das diabetische Makulaödem. Es liegen Ergebnisse aus Phase-II- und -III-Studien vor. Die READ-2-Studie zeigte sowohl nach sechs Monaten als auch nach 2 Jahren bessere Visusergebnisse gegenüber der Laserkoagulation (Nguyen et al. 2010). Auch in der RESOLVE-Studie zeigten mit Ranibizumab behandelte Patienten im Vergleich zu mit Scheininjektionen behandelten Patienten signifikante Überlegenheit hinsichtlich der Verbesserung des Visus und der Netzhautdicke (Massin et al. 2010).

Die RESTORE-Studie, eine randomisierte Multicenterstudie, sollte die Wirksamkeit und Sicherheit monatlicher Ranibizumab-Injektionen (0,5 mg) in Kombination mit und im Vergleich zur Laserkoagulation bei Patienten mit einem DME bewerten. Bei 37% der Patienten, die Ranibizumab als Monotherapie erhielten, und bei 43% der Patienten, die Ranibizumab und Lasertherapie erhielten, trat eine Sehverbesserung von mindestens 10 Buchstaben ein. Ranibizumab war sowohl in der Monotherapie als auch in Ergänzung zur Lasertherapie gut verträglich (Data on file, Novartis).

Das Diabetic Retinopathy Clinical Research Network (DRCR.net) prüfte in einer randomisierten Studie mit 691 Patienten vier Therapieregime gegeneinander (Ranibizumab + zeitnahe oder verzögerter Laserbehandlung, Triamcinolon + zeitnahe Laserbehandlung, Sham + zeitnahe Laserbehandlung). Ranibizumab in Kombination mit Laser zeigte eine signifikante Überlegenheit gegenüber der Lasermonotherapie über zwei Jahre. Triamcinolon in Kombination mit Laser zeigte keinen Visusgewinn gegenüber der Lasermonotherapie. Bei ca. 50% der Patienten beider Ranibizumab-Arme zeigte sich eine Zunahme der Sehschärfe um ≥10 und bei ca. 30% um ≥15 Buchstaben (Elman et al. 2010). Im Rahmen der RELATION-Studie sollen derzeit Erkenntnisse über die Wirksamkeit von Ranibizumab bei Patienten mit proliferativer diabetischer Retinopathie gewonnen werden.

Natrium-Pegaptanib (Macugen®) ist ein Makromolekül, das mit hoher Selektivität und Affinität die VEGF-165-Isoform bindet (s. oben). Untersuchungen zeigten eine signifikante Verbesserung von Sehschärfe und Makuladicke nach Behandlung mit Pegaptanib bei Patienten mit diabetischem Makulaödem (Querques 2009). Eine multizentrische Phase-III-Studie wird im Laufe des Jahres 2011 beendet werden, in der intravitreales Pegaptanib sechswöchentlich gegen Shaminjektionen verglichen wird (A Multi-Center Trial To Evaluate The Safety And Efficacy Of Pegaptanib Sodium(Macugen) Injected Into The Eye Every 6 Weeks For Up To 2 Years For Macular Swelling Associated With Diabetes, With An Open-Label Macugen Year Extension).

Auch das *VEGF Trap Eye* (s. oben) befindet sich derzeit in klinischer Testung für das diabetische Makulaödem. Eine Phase-II-Studie (DAVINCI), die verschiedene Dosierungen und Behandlungsintervalle von VEGF-Trap vorsah, konnte 2010 abgeschlossen werden (DME And VEGF Trap-Eye: Investigation of Clinical Impact [DA VINCI]). 221 Patienten mit klinisch signifikantem DME wurden in eine von fünf Behandlungsgruppen eingeteilt. Die Kontrollgruppe erhielt eine Lasertherapie der Makula zum Behandlungsstart sowie weitere Laserbehandlungen nach Bedarf. Zwei weitere Gruppen erhielten über den gesamten 12-monatigen Behandlungszeitraum monatlich eine Dosis von 0,5 oder 2 mg VEGF Trap Eye. Die beiden übrigen Gruppen erhielten drei initiale Dosen von 2 mg VEGF Trap Eye (zu Beginn der Studie sowie nach 4 und 8 Wochen) und danach bis Woche 52 entweder weitere Dosen alle zwei Monate oder nach Bedarf. Der primäre Endpunkt – das erzielte Sehvermögen nach einer 24-wöchigen Gabe von VEGF Trap Eye – wurde bis Studienende in allen mit VEGF Trap Eye behandelten Studiengruppen beibehalten oder numerisch verbessert, einschließlich der Gruppe, die alle zwei Monate 2 mg VEGF Trap Eye erhielt.

Fluocinolon Acetonide

Fluocinolon Acetonide ist ein Glukokortikoid in Form eines degradierbaren Kopolymers, das mittels eines intravitrealen Freisetzungssystems zur Anwendung kommt. Das Arzneimittel stellt einen kleinen Stab dar, 0,45×6,5 mm, der sich in einem Applikator befindet. Hiermit wird das Stäbchen in den Vitreus appliziert, gibt dort langsam den Wirkstoff frei und löst sich mit der Zeit vollständig auf. Derzeit laufen zwei Phase-III-Studien zur Wirksamkeit verschiedener Dosierungen (Pharmacokinetic and Efficacy Study of Fluocinolone Acetonide Inserts in Patients With Diabetic Macular Edema; Fluocinolone Acetonide Implant Compared to Sham Injection in Patients With Diabetic Macular Edema).

Gentechnologie

Bevasiranib (früher Cand 5) gehört zur Gruppe der siRNAs (s. oben) und befindet sich neben der Makuladegeneration auch in klinischer Testung für das diabetische Makulaödem. Eine randomisierte, doppelt verblindete Phase-II-Studie testete die Substanz als intravitreale Injektion in verschiedenen Dosierungen (Safety and Efficacy Study of Small Interfering RNA Molecule (Cand5) to Treat Diabetic Macular Edema).

PF-04523655 ist eine siRNA (s. oben) mit dem Zielmolekül RTP 801. Eine Phase-II-Studie (DEGAS) ist abgeschlossen, in der PF-04523655 in unterschiedlichen Dosierungen gegen Laserkoagulation randomisiert wurde (Prospective, Randomized, Multi-Center, Comparator Study Evaluating Efficacy and Safety of PF-04523655 Versus Laser in Subjects With Diabetic Macular Edema [DEGAS]).

Makulaödem nach retinalen Venenverschlüssen

Anti-VEGF-Therapie

Die Ergebnisse der prospektiven, randomisierten und kontrollierten Phase-III-Studien (CRUISE für Zentralvenenverschluss [Brown et al. 2010] und BRAVO für Venenastverschluss [Campochiaro et al. 2010]) zur Wirkung einer monatlichen Injektion von *Ranibizumab* (0,3 und 0,5 mg) über einen Zeitraum von 6 Monaten gegenüber einer Sham-Gruppe ergab in beiden Studien einen signifikanten Visusgewinn. Patienten mit Venenastverschluss zeigten nach sechs Monaten in der Gruppe mit 0,3 mg Ranibizumab einen Visusgewinn von 16,6 Buchstaben (18,3 Buchstaben bei 0,5 mg) gegenüber 7,3 Buchstaben bei Scheininjektion. Patienten mit Zentralvenenverschluss hatten nach sechs Monaten in der Gruppe mit 0,3 mg Ranibizumab einen Visusgewinn von 12,7 Buchstaben (14,9 Buchstaben bei 0,5 mg) gegenüber 0,8 Buchstaben bei Scheininjektion. Sowohl für die Venenastverschlüsse als auch für die Zentralvenenverschlüsse erfolgte im Juni 2011 die Zulassung in Europa.

VEGF Trap Eye zeigte in der ersten Phase-III-Studie (COPERNICUS) eine Verbesserung des Sehvermögens um mindestens 15 Buchstaben bei 56,1% der mit 2 mg einmal monatlich behandelten Patienten mit Zentralvenenverschluss im Vergleich zu 12,3% der Patienten in der Kontrollgruppe, die Scheininjektionen erhielten (VEGF Trap Eye: Investigation of Efficacy and Safety in Central Vein Occlusion [COPERNICUS]). Ergebnisse einer zweiten Phase-III-Studie (GALILEO) werden für das zweite Quartal 2011 erwartet (VEGF Trap Eye: Investigation of Efficacy and Safety in Central Vein Occlusion [GALILEO]).

Steroide

Das Präparat Dexamethason ist mittlerweile als Slow-release-Applikation (Ozurdex®) für die intravitreale Anwendung beim retinalen Venenverschluss in einer internationalen prospektiven und randomisierten Studie (GENEVA-Studie) getestet und 2010 in Europa für das Makulaödem nach retinalen Venenverschlüssen zugelassen worden (Haller et al. 2010). Die GENEVA-Studie ist die umfangreichste bisher durchgeführte Phase-III-Studie zum Thema »retinaler Venenverschluss«. In dieser prospektiven, multizentrischen, randomisierten und kontrollierten Studie wurden 1267 Patienten mit Makulaödem nach ZVV oder VAV bis zu einem Verschlussalter von 9 Monaten (ZVV) oder 12 Monaten (VAV) randomisiert. Ozurdex® ist ein Fertiginjektionssystem zur Einmalapplikation einer wirkstofftragenden, vollständig abbaubaren Matrix aus H_2O und CO_2 als Implantation in den Glaskörper mit einem 22-Gauge-Applikator. Dem hohen Wirkspiegel nach intravitrealer Applikation von Dexamethason stand bisher die geringe biologische Halbwertszeit im Glaskörper von 5,5 h entgegen (Gan et al. 2005). Mit Hilfe eines Slow-release-Applikationssystems kann dieser Nachteil nun umgangen werden.

CNV bei Pseudoxanthoma elasticum

Pseudoxanthoma elasticum (PXE) ist eine hereditäre systemische Erkrankung, die neben dem Auge auch die Haut und das kardiovaskuläre System betrifft. Typische ophthalmoskopische Befunde sind u. a. »angioid streaks« und CNV. Die photodynamische Therapie vermag das Fortschreiten der CNV und einhergehende Visusverschlechterungen nicht zu stoppen (Browning et al. 2005). Es konnte in einer retrospektiven Studie mit 15 Patienten gezeigt werden, das mit intravitrealen Bevacizumab-Injektionen nach Diagnosestellung der CNV und anschließend monatlich bei Aktivitätszeichen gute morphologische und funktionelle Ergebnisse erzielt werden können, insbesondere wenn Fundusveränderungen noch nicht fortgeschritten sind (Finger et al. 2008). Eine Phase-II-Studie zur Behandlung der CNV bei Pseudoxanthoma elasticum mit monatlichen Ranibizumab-Injektionen über ein Jahr ist abgeschlossen (Ranibizumab to Treat Choroidal Neovascularization [CNV] in Patients with Pseudoxanthoma Elasticum [PXE]).

Makuläre Teleangiektasien

Bilaterale makuläre Teleangiektasien Typ II zeichnen sich durch okkulte teleangiektatische, parafoveale Kapillaren und charakteristische Atrophien der fovealen Neuroretina aus. Eine

Anti-VEGF-Therapie mit Bevacizumab zeigte in einer retrospektiven Studie bei fünf Patienten mit nichtproliferativen makulären Teleangiektasien Typ II mit Follow-up von 16–21 Monaten eine Visusverbesserung, eine verminderte parafoveale Leckage in der Fluoreszenzangiographie sowie ein Rückgang der zentralen Retinadicke. Der Effekt ist jedoch nur temporär und zeigt einen Rebound-Effekt drei bis vier Monate nach Behandlung (Charbel Issa et al. 2007, 2008). Eine prospektive Phase-II-Studie zur Behandlung der nichtproliferativen makulären Teleangiektasien Typ II mit monatlichen Ranibizumab-Injektionen über ein Jahr konnte zeigen, dass sich die fluoreszenzangiographische Leckage vermindert, was sich rein funktionell jedoch nicht niederschlug. Die morphologischen Ergebnisse implizieren eine pathophysiologische Rolle von VEGF bei nichtproliferativen makulären Teleangiektasien Typ II. Eine monatliche Ranibizumab-Therapie kann hier aufgrund des fehlenden funktionellen Nutzens nicht empfohlen werden (Charbel Issa et al. 2011).

CNV bei Myopie

Die *photodynamische Therapie* ist zur Behandlung der CNV bei pathologischer Myopie zugelassen. Ergebnisse randomisierter prospektiver Studien mit Anti-VEGF-Inhibitoren stehen noch aus. In einer Metaanalyse wurden die Visusergebnisse von 14 Fallserien zusammengefasst. Hierbei konnte bei zusammen mehr als 250 behandelten Augen eine signifikante Visusverbesserung beobachtet werden (Cohen 2009). In einer weiteren vergleichenden Studie wurden Lasertherapie, PDT mit Verteporfin und intravitreale Bevacizumab-Applikation bei juxtafovealer CNV durch Myopie verglichen. Hier zeigten sich in der Bevacizumab-Gruppe mit einer mittleren Visusbesserung die besten Ergebnisse (Parodi et al. 2010). Laut aktuellster Stellungnahme der Deutschen Ophthalmologischen Gesellschaft zur Therapie der CNV bei pathologischer Myopie vom März 2010 ist derzeit die Therapie der Wahl die intravitreale Injektion mit Bevacizumab oder mit Ranibizumab, wobei der Einsatz beider Medikamente im Bereich des Off-label Use ist.

Derzeit werden für Phase-III-Studien sowohl für Ranibizumab als auch für VEGF Trap Eye zur Behandlung der CNV bei pathologischen Myopiepatienten rekrutiert (Efficacy and Safety of Ranibizumab in Patients With Visual Impairment Due to Choroidal Neovascularization Secondary to Pathologic Myopia; VEGF Trap-Eye in Choroidal Neovascularization Secondary to Pathologic Myopia). Mit Ergebnissen kann hier 2012 bzw. 2013 gerechnet werden.

Frühgeborenenretinopathie (ROP)

Die aktuelle Empfehlung bei behandlungsbedürftiger ROP ist die Laserablation der peripheren, avaskulären Retina im Stadium III plus. In den meisten Fällen kann diese Therapie einen Krankheitsprogress verhindern. Nichtsdestotrotz wird ein Großteil der Netzhaut zerstört und bei einigen Neugeborenen schreitet die Erkrankung dennoch voran. Klinische Erfahrungen zeigten Erfolge mit einer Kombinationstherapie aus Laser und einmaliger, intravitrealer Bevacizumabgabe bei Patienten mit fortgeschrittener ROP und vitrealer oder retinaler Hämorrhagie (Nazari et al. 2010). Eine taiwanesische Multicenterstudie zeigte einen Rückgang der Krankheitsaktivität und vollständige, retinale Vaskularisation in 90% der mit Bevacizumab behandelten Augen mit ROP Grad 3 (Wei-Chi et al. 2011). In zwei prospektiven Phase-II-Studien werden derzeit Behandlungsarme mit intravitrealem Bevacizumab und konventioneller Lasertherapie gegenübergestellt (Bevacizumab Eliminates the Angiogenic Threat of Retinopathy of Prematurity [BEAT-ROP]; Pan-VEGF Blockade for the Treatment of Retinopathy of Prematurity [BLOCK-ROP]). Bei vielversprechenden Ergebnissen der BEAT-ROP Studie ist eine Behandlungsindikation dennoch vorsichtig abzuwägen.

Zusammenfassung

Die Therapie retinaler Erkrankungen ist derzeit ein sehr dynamisches und innovatives Feld. Das Spektrum der pharmakologischen Therapieansätze hat sich dramatisch verbreitert. In den kommenden Jahren ist sicherlich mit einer Erweiterung der medikamentösen Behandlungsoptionen zu rechnen.

Im Bereich der trockenen AMD sollte basierend auf den Ergebnissen der ARED-Studie, eine prophylaktische Supplementierung bei AREDS-Kategorie 3 und 4 empfohlen werden. Therapien der GA bei AMD sind derzeit noch Gegenstand kontrollierter Studien.

Die antiangiogene Behandlung, insbesondere die Anti-VEGF-Behandlung, ist sicherlich der derzeit am besten untersuchte therapeutische Ansatz bei neovaskulären Netzhauterkrankungen. Neben den bereits zugelassenen Präparaten befinden sich zahlreiche Substanzen in klinischen Untersuchungen, die weitere Ansätze der Beeinflussung von VEGF-Produktion, Verfügbarkeit und Wirkung an und in den Zellen verfolgen. Diese zeigen bereits jetzt sehr vielversprechende Ergebnisse und werden in naher Zukunft das Spektrum der Anti-VEGF-Therapie erweitern.

Verschiedene Substanzen mit antiinflammatorischer oder immunmodulatorischer Wirkung sind derzeit in klinischer Erprobung für die Behandlung retinaler Erkrankungen. Derzeit kann jedoch keine der Substanzen außerhalb kontrollierter Studien zur Therapie empfohlen werden.

Sollten in Zukunft mehrere medikamentöse Therapieoptionen verfügbar sein, könnte für jeden Patienten eine zugeschnittene Therapie unter Berücksichtigung der individuellen Netzhautpathologie erfolgen. Ein nächster Schritt in der Entwicklung von Behandlungsstrategien retinaler Erkrankungen ist die Untersuchung von Kombinationstherapien, ähnlich der Therapieregime in der Krebsbehandlung. Bei additiven und synergistischen Effekten von Medikationen mit unterschiedlichem Wirkmechanismus ließen sich eine Erhöhung der Wirksamkeit, sowie eine Reduzierung von Behandlungsanzahl und Risiken erzielen.

Literatur

Ahmadieh H, Taei R, Soheilian M et al. (2007) Single-session photodynamic therapy combined with intravitreal bevacizumab and triamcinolone for neovascular age-related macular degeneration. BMC Ophthalmol 7: 7–10

ARC1905 Given Either in Combination Therapy With Lucentis 0,5 mg/Eye in Subjects With Neovascular Age-Reated Macular Degeneration [Identifier NCT00709527]. www.clinicaltrials.gov

Beatty S, Koh H, Phil M, Henson D, Boulton M (2000) The role of oxidative stress in the pathogenesis of age-related macular degeneration. Surv Ophthalmol 45: 115–134

Beatty S, Murray IJ, Henson DB, Carden D, Koh H, Boulton ME (2001) Macular pigment and risk for age-related macular degeneration in subjects from a Northern European population. Invest Ophthalmol Vis Sci 42: 439–446

Benz M, Nguyen Q, Chu K et al. (2007) CLEAR-IT-2: Interim results of the phase ii, randomized, controlled dose- and interval-ranging study of repeated intravitreal vegf trap administration in patients with neovascular age-related macular degeneration. Invest Ophthalmol Vis Sci 48: ARVO E-Abstract 4549

Bevacizumab Eliminates the Angiogenic Threat of Retinopathy of Prematurity (BEAT-ROP) [Identifier NCT00622726]. www.clinicaltrials.gov

Bingaman D, Gu X, Landers R et al. (2007) AL-39324 Is More Potent and Efficacious Against Ocular NV vs. Other RTKi's. Invest Ophthalmol Vis Sci 48: E-Abstract 1747

Bone RA, Landrum JT, Guerra LH, Ruiz CA (2003) Lutein and zeaxanthin dietary supplements raise macular pigment density and serum concentrations of these carotenoids in humans. J Nutr 133: 992–998

Boyer D (2008) SAILOR Study Results. American Academy of Ophthalmology Congress 2008. Atlanta, p 57

Brouty-Boye D, Zetter BR (1980) Inhibition of cell motility by interferon. Science 208: 516–518

Brown DM, Campochiaro PA, Singh RP et al. (2010) Ranibizumab for macular edema following central retinal vein occlusion six-month primary end point results of a phase III study. Ophthalmology 117: 1124–1133

Brown DM, Kaiser PK, Michels M et al. (2006) Ranibizumab versus verteporfin for neovascular age-related macular degeneration. N Engl J Med 355: 1432–1444

Browning AC, Chung AK, Ghanchi F et al. (2005) Verteporfin photodynamic therapy of choroidal neovascularization in angioid streaks: one-year results of a prospective case series. Ophthalmology 112: 1227–1231

Bruckner A (2006) Small interfering rna (CAND5) for the treatment of subfoveal choroidal neovascularization due to age-related macular degeneration. Combined Retina Society/Gonin Society Meeting, Cape Town

Campochiaro PA, Heier JS, Feiner L et al. (2010) Ranibizumab for macular edema following branch retinal vein occlusion six-month primary end point results of a phase III study. Ophthalmology 117: 1102–1112

Chakravarthy U, Adamis AP, Cunningham ET Jr et al. (2006) Year 2 efficacy results of 2 randomized controlled clinical trials of pegaptanib for neovascular age-related macular degeneration. Ophthalmology 113: 1508, e1501–1525

Chappelow AV, Kaiser PK (2008) Neovascular age-related macular degeneration: potential therapies. Drugs 68: 1029–1036

Charbel Issa P, Holz FG, Scholl HPN (2007) Findings in fluorescein angiography and optical coherence tomography after intravitreal bevacizumab in type 2 idiopathic macular telangiectasia. Ophthalmology 114: 1736–1742

Charbel Issa P, Finger RP, Holz FG, Scholl HPN (2008) Eighteen-month follow-up of intravitreal bevacizumab in type 2 idiopathic macular telangiectasia. Br J Ophthalmol 92: 941–945

Charbel Issa P, Finger RP, Kruse K, Baumüller S, Scholl HP, Holz FG (2011) Monthly ranibizumab for nonproliferative macular telangiectasia type 2: a 12-month prospective study. Am J Ophthalmol Feb 18. [Epub ahead of print]

Chen Z, Mak C, Renick J et al. (2007) A dual VEGFR/JAK2 kinase inhibitor suitable for topical delivery inhibits choroidal neovascularization in mice. Invest Ophthalmol Vis Sci 48: E-Abstract 1469

Clark AF, Mellon J, Li XY et al. (1999) Inhibition of intraocular tumor growth by topical application of the angiostatic steroid anecortave acetate. Invest Ophthalmol Vis Sci 40: 2158–2162

Cohen SY (2009) Anti-VEGF drugs as the 2009 first-line therapy for choroidal neovascularization in pathologic myopia. Retina 29: 1062–1066

Coleman H, Chew E (2007) Nutritional supplementation in age-related macular degeneration. Curr Opin Ophthalmol 18: 220–223

Collier RJ, Patel Y, Martin EA, Dembinska O, Hellberg M, Krueger DS, Kapin MA, Romano C (2011) Agonists at the serotonin receptor (5HT1A) protect the retina from severe photo-oxidative stress. Invest Ophthalmol Vis Sci 52: 2118–2126

CoMentis Co (2007) CoMentis initiates phace II clinical trial for AMD eye drop [press release]

Comparison of Age-Related Macular Degeneration Treatments Trials (CATT). http://www.med.upenn.edu/cpob/studies/CATT.shtml

Complement Inhibition with Eculizumab for the treatment of non-exsudative macular degeneration [Identifier NCT00935883]. www.clinicaltrials.gov

Connor KM, SanGiovanni JP, Lofqvist C et al. (2007) Increased dietary intake of omega-3-polyunsaturated fatty acids reduces pathological retinal angiogenesis. Nat Med 13: 868–873

Crum R, Szabo S, Folkman J (1985) A new class of steroids inhibits angiogenesis in the presence of heparin or a heparin fragment. Science 230: 1375–1378

D'Amico D, Bird AC (2004) VEGF Inhibition Study in Ocular Neovascularization-1 (VISION-1): Safety Evaluation from the Pivotal Macugen TM (Pegaptanib Sodium) Clinical Trials. Invest Ophthalmol Vis Sci 45: E-Abstract 2363

D'Amico DJ, Goldberg MF, Hudson H, Jerdan JA, Krueger DS, Luna SP, Robertson SM, Russell S, Singerman L, Slakter JS, Yannuzzi L, Zilliox P, Anecortave Acetate Clinical Study Group. Anecortave acetate as monotherapy for treatment of subfoveal neovascularizsation in age-related macular degeneration: twelve-month clinical outcomes. Ophthalmologe 110: 2372–2383

Dejneka NS, Kuroki AM, Fosnot J, Tang W, Tolentino MJ, Bennett J (2004) Systemic rapamycin inhibits retinal and choroidal neovascularization in mice. Mol Vis 10: 964–972

Diabetic Retinopathy Clinical Research Network, Elman MJ, Aiello LP (2010) Randomized trial evaluating ranibizumab plus prompt or deferred laseror triamcinolone plus prompt laser for diabetic macular edema Ophthalmology 117: 1064–1077

DME And VEGF Trap-Eye: Investigation of Clinical Impact (DA VINCI) [Identifier NCT00789477]. www.clinicaltrials.gov

Efficacy and safety of ranibizumab in patients with visual impairment due to choroidal neovascularization secondary to pathologic myopia [Identifier NCT01217944]. www.clinicaltrials.gov

Engler CB, Sander B, Koefoed P, Larsen M, Vinding T, Lund-Andersen H (1993) Interferon alpha-2a treatment of patients with subfoveal neovascular macular degeneration. A pilot investigation. Acta Ophthalmol (Copenh) 71: 27–31

Ezekowitz RA, Mulliken JB, Folkman J (1992) Interferon alfa-2a therapy for life-threatening hemangiomas of infancy. N Engl J Med 326: 1456–1463

Falsini B, Piccardi M, Iarossi G, Fadda A, Merendino E, Valentini P (2003) Influence of short-term antioxidant supplementation on macular function in age-related maculopathy: a pilot study including electrophysiologic assessment. Ophthalmology 110: 51–60; discussion 61

Finger RP, Charbel Issa P, Ladewig M, Holz FG, Scholl HPN (2008) Intravitreal bevacizumab for choroidal neovascularisation associated with pseudoxanthoma elasticum. Br J Ophthalmol 92: 483–487

Fluocinolone Acetonide Implant Compared to Sham Injection in Patients With Diabetic Macular Edema [NCT00344968]. www.clinicaltrials.gov

Fung WE (1991) Interferon alpha 2a for treatment of age-related macular degeneration. Am J Ophthalmol 112: 349–350

Gan IM, Ugahary LC, van Dissel JT et al. (2005) Effect of intravitreal dexamethasone on vitreous vancomycin concentrations in patients with suspected postoperative bacterial endophthalmitis. Graefes Arch Clin Exp Ophthalmol 243: 1186–1189

Garrett K, Shen WY, Rakoczy PE (2001) In vivo use of oligonucleotides to inhibit choroidal neovascularization in the eye. J Gene Med 3: 373–383

Gasparini G (2001) Metronomic scheduling: the future of chemotherapy? Lancet Oncol 2: 733–740

Geographic Atrophy Treatment Study [Identifier NCT00890097]. www.clinicaltrials.gov

Gragoudas ES, Adamis AP, Cunningham ET Jr, Feinsod M, Guyer DR (2004) Pegaptanib for neovascular age-related macular degeneration. N Engl J Med 351: 2805–2816

Group PTfMDS (1997) Interferon alfa-2a is ineffective for patients with choroidal neovascularization secondary to age-related macular degeneration. Results of a prospective randomized placebo-controlled clinical trial. Pharmacological Therapy for Macular Degeneration Study Group. Arch Ophthalmol 115: 865–872

Group TAS (2001) A randomized, placebo-controlled, clinical trial of high-dose supplementation with vitamins C and E, beta carotene, and zinc for age-related macular degeneration and vision loss: AREDS report no. 8. Arch Ophthalmol 119: 1417–1436

Group TES (2002) Anti-VEGF therapy for subfoveal choroidal neovascularization secondary to age-related macular degeneration: phase IB results. Association for Research in Vision and Ophthalmology Annual Meeting. Fort Lauderdale, FL, USA. Invest Ophthalmol Vis Sci 2002: E-Abstract

Gruber BL, Marchese MJ, Kew R (1995) Angiogenic factors stimulate mast-cell migration. Blood 86: 2488–2493

Guba M, von Breitenbuch P, Steinbauer M et al. (2002) Rapamycin inhibits primary and metastatic tumor growth by antiangiogenesis: involvement of vascular endothelial growth factor. Nat Med 8: 128–135

Hall NF, Gale CR, Syddall H, Phillips DI, Martyn CN (2001) Risk of macular degeneration in users of statins: cross sectional study. BMJ 323: 375–376

Haller JA, Bandello F, Belfort R Jr et al. (2010) Randomized, sham-controlled trial of dexamethasone intravitreal implant in patients with macular edema due to retinal vein occlusion. Ophthalmology 117: 1134–1146

Hammond B, Caruso-Avery M (2000) Macular pigment optical density in a Southwestern sample. Invest Ophthalmol Vis Sci 41: 1492–1497

Heeschen C, Weis M, Aicher A, Dimmeler S, Cooke JP (2002) A novel angiogenic pathway mediated by non-neuronal nicotinic acetylcholine receptors. J Clin Invest 110: 527–536

Holekamp N (2001) Deficiency of anti-angiogenic pigment epithelial-derived factor in the vitreous of patients with wet age-related macular degeneration. Retina Society Annual Meeting, Chicago

Holz F, Wolfensberger TJ, Piguet B, Gross-Jendroska M, Arden GB, Bird AC (1993) Oral zinc-therapy in age-related macular degeneration: a double blind study. Germ J Ophthalmol 2 (Suppl): 391

Hruby K (1977) Aussichten und Grenzen der Behandlung seniler Makulopathien mit Phosphatiden. Wien Klin Wschr 89: 439–442

Hunt S (2007) Increased dietary intake of omega-3-PUFA reduces pathological retinal angiogenesis. Ophthalmologe 104: 727–729

Infliximab, Sirolismus and Daclizumab to Treat Age-Related Macular Degeneration [Identifier NCT00304954]. www.clinicaltrials.gov

Institute NE (2008) Age-related Eye Diseases Study 2. www.areds2.org

Joussen AM, Rohrschneider K, Reichling J, Kirchhof B, Kruse FE (2000) Treatment of corneal neovascularization with dietary iso-flavonoids and flavonoids. Exp Eye Res 71: 483–487

Kaiser PK (2006) Antivascular endothelial growth factor agents and their development_ therapeutic implications in ocular diseases. Am J Ophthalmol 142: 660–668

Kaminski MS, Yolton DP, Jordan WT, Yolton RL (1993) Evaluation of dietary antioxidant levels and supplementation with ICAPS-Plus and Ocuvite. J Am Optom Assoc 64: 862–870

Karciouglu Z (1982) Zinc in the eye. Surv Ophthalmol 27: 114

Kengatharan M, Verghese M, Kiuchi K, Cooke J, Campochiaro P (2007) Nicotinic receptor antagonist mecamylamine reduces laser-induced choroidal neovascularization in C57bl/6j mice. Invest Ophthalmol Vis Sci 48: E-Abstract 6016

Kleinman ME, Yamada K, Takeda A et al. (2008) Sequence – and target-independent angiogenesis suppression by siRNA via TLR3. Nature 452: 591–597

Kleinmann D, Kimm T, Nivaggioli T et al. (2007) Sirolimus Inhibits VEGF-Induced Microvascular Hyperpermeability. Invest Ophthalmol Vis Sci 48: E-Abstract 1422

Konner J, Dupont J (2004) Use of soluble recombinant decoy receptor vascular endothelial growth factor trap (VEGF Trap) to inhibit vascular endothelial growth factor activity. Clin Colorectal Cancer 4 (Suppl 2): S81–85

Ladewig MS, Karl SE, Hamelmann V, Helb HM, Scholl HP, Holz FG, Eter N (2008) Combined intravitreal bevacizumab and photodynamic therapy for neovascular age-related macular degeneration. Graefes Arch Clin Exp Ophthalmol 246(1): 17–25

Lambert V, Munaut C, Noel A et al. (2001) Influence of plasminogen activator inhibitor type 1 on choroidal neovascularization. Faseb J 15: 1021–1027

Lockington D, Imrie F, Gillen J, Fitzpatrick A, Willison H (2010) Visual improvement in established central retinal vein occlusion with long-standing macular edema following systemic eculizumab treatment. Can J Ophthalmol 45: 649

Maier P, Unsoeld AS, Junker B et al. (2005) Intravitreal injection of specific receptor tyrosine kinase inhibitor PTK787/ZK222 584 improves ischemia-induced retinopathy in mice. Graefes Arch Clin Exp Ophthalmol 243: 593–600

Majji AB, Hayashi A, Kim HC, Grebe RR, de Juan E Jr (1999) Inhibition of choriocapillaris regeneration with genistein. Invest Ophthalmol Vis Sci 40: 1477–1486

Massin P, Bandello F, Garweg JG et al. (2010) Safety and efficacy of ranibizumab in diabetic macular edema (RESOLVE Study): a 12-month, randomized, controlled, double-masked, multicenter phase II study. Diabetes Care 33: 2399–2405

Meyer C, Eter N, Holz F, SUSTAIN Study Group (2008) Ranibizumab in patients with subfoveal choroidal neovascularization secondary to age-related macular degeneration. interim results from the Sustain Trial. ARVO 273: A582

Michels S, Rosenfeld PJ, Puliafito CA, Marcus EN, Venkatraman AS (2005) Systemic bevacizumab (Avastin) therapy for neovascular age-related macular degeneration twelve-week results of an uncontrolled open-label clinical study. Ophthalmology 112: 1035–1047

Miller J, Shima DT, Tolentino M et al. (1995) Inhibition of VEGF prevents ocular neovascularization in a monkey model. Invest Ophthalmol Vis Sci (Suppl): 401

Mori K, Gehlbach P, Ando A, McVey D, Wei L, Campochiaro PA (2002) Regression of ocular neovascularization in response to increased expression of pigment epithelium-derived factor. Invest Ophthalmol Vis Sci 43: 2428–2434

Multi-Center Trial To Evaluate The Safety And Efficacy Of Pegaptanib Sodium(Macugen) Injected Into The Eye Every 6 Weeks For Up To 2 Years For Macular Swelling Associated With Diabetes, With An Open-Label Macugen Year Extension. [Identifier NCT00605280]. www.clinicaltrials.gov

Nakajima M, Cooney MJ, Tu AH et al. (2001) Normalization of retinal vascular permeability in experimental diabetes with genistein. Invest Ophthalmol Vis Sci 42: 2110–2114

Nazari H Modarres M, Parvaresh MM, Ghasemi Falavarjani K (2010) Intravitreal bevacizumab in combination with laser therapy for the treatment of severe retinopathy of prematurity (ROP) associated with vitreous or retinal hemorrhage. Graefes Arch Clin Exp Ophthalmol 248: 1713–1718

Newsome DA, Swartz M, Leone NC, Elston RC, Miller E (1988) Oral zinc in macular degeneration. Arch Ophthalmol 106: 192–198

Nguyen QD, Shah SM, Khwaja AA et al. (2010) Two-Year Outcomes of the Ranibizumab for Edema of the mAcula in Diabetes (READ-2) Study. Ophthalmology 117: 2146–2151

Nozaki M, Raisler B, Mett I et al. (2006) RTP801i: A novel anti-angiogenic strategy superior to and cooperative with VEGF-A blockade in suppressing CNV. Invest Ophthalmol Vis Sci 47: E-Abstract 900

Open-Label, Pilot Study of TG10801 in Patients with Choroidal Neovascularisation due to AMD [Identifier NCT00509548]. www.clinicaltrials.gov

Pan-VEGF Blockade for the Treatment of Retinopathy of Prematurity (BLOCK-ROP) [Identifier NCT01232777]. www.clinicaltrials.gov

Parodi MB, Iacono P, Papayannis A et al. (2010) Laser photocoagulation, photodynamic therapy, and intravitreal bevacizumab for the treatment of juxtafoveal choroidal neovascularization secondary to pathologic myopia. Arch Ophthalmol 128: 437–442

Pauleikhoff D, van Kuijk FJ, Bird AC (2001) Makuläres Pigment und altersabhängige Makuladegeneration. Ophthalmologe 98: 511–519

Penn JS, Rajaratnam VS, Collier RJ, Clark AF (2001) The effect of an angiostatic steroid on neovascularization in a rat model of retinopathy of prematurity. Invest Ophthalmol Vis Sci 42: 283–290

Pharmacokinetic and Efficacy Study of Fluocinolone Acetonide Inserts in Patients With Diabetic Macular Edema [NCT00490815]. www.clinicaltrials.gov

Phase 1 Safety Study of Single and Repeated Doses of JSM6427 (Intravitreal Injection) to Treat AMD. www.clinicaltrials.gov

Phase 2 Study of an Ocular Sirolimus Formulation in Combination with Lucentis in Patients with Age-related Macular Degeneration [Identifier NCT00766337]. www.clinicaltrials.gov.

Phase I Dose Escalation Study of PF-04523655 in Subjects with choroidal Neovascularization (CNV) Secondary to Age-related Macular Degeneration [Identifier NCT00725686]. www.clinicaltrials.gov

Photodynamic Therapy of Subfoveal Choroidal Neovascularization in Age-Related Macular Degeneration With Verteporfin: One-Year Results of 2 Randomized Clinical Trials – TAP Report. Treatment of Age-Related Macular Degeneration With Photodynamic Therapy (TAP) Study Group. Arch Ophthalmol 117: 1329–1345

Prävention des Sehverlustes bei Patienten mit altersabhängiger Makuladegeneration durch intravitreale Injektion von Bevacizumab und Ranibizumab. http://www.pharmakologie-bremen.de/index.php/klinische-forschung/vibera

Prevention of Vision Loss in Patients With Age-Related Macular Degeneration (AMD) by Intravitreal Injection of Bevacizumab and Ranibizumab (VIBERA). http://www.clinicaltrials.gov/ct2/show/NCT00559715

Prospective, Randomized, Multi-Center, Comparator Study Evaluating Efficacy and Safety of PF-04523655 Versus Laser in Subjects With Diabetic Macular Edema (DEGAS) [Identifier NCT00701181]. www.clinicaltrials.gov

Querques G (2009) Intravitreal pegaptanib sodium (Macugen) for diabetic macular oedema Acta Ophthalmol 87: 623–630

Radu RA, Han Y, Bui TV et al. (2005) Reductions in serum vitamin A arrest accumulation of toxic retinal fluorophores: a potential therapy for treatment of lipofuscin-based retinal diseases. Invest Ophthalmol Vis Sci 46: 4393–4401

Randomised Controlled Trial of Alternative Treatments to Inhibit VEGF in Age-Related Choroidal Neovascularisation. http://www.controlled-trials.com/ISRCTN92166560

Ranibizumab to Treat Choroidal Neovascularization (CNV) in Patients with Pseudoxanthoma Elasticum (PXE) [Identifier NCT00510965]. www.clinicaltrials.gov

Rasmussen H, Chu KW, Campochiaro P et al. (2001) Clinical protocol. An open-label, phase I, single administration, dose-escalation study of ADGVPEDF.11D (ADPEDF) in neovascular age-related macular degeneration (AMD). Hum Gene Ther 12: 2029–2032

Rechtman E, Danis RP, Pratt LM, Harris A (2004) Intravitreal triamcinolone with photodynamic therapy for subfoveal choroidal neovascularisation in age related macular degeneration. Br J Ophthalmol 88: 344–347

Renno RZ, Youssri AI, Michaud N, Gragoudas ES, Miller JW (2002) Expression of pigment epithelium-derived factor in experimental choroidal neovascularization. Invest Ophthalmol Vis Sci 43: 1574–1580

Rich RM, Rosenfeld PJ, Puliafito CA et al. (2006) Short-term safety and efficacy of intravitreal bevacizumab (Avastin) for neovascular age-related macular degeneration. Retina 26: 495–511

Rosenfeld PJ, Brown DM, Heier JS et al. (2006) Ranibizumab for neovascular age-related macular degeneration. N Engl J Med 355: 1419–1431

Rosenfeld PJ, Moshfeghi AA, Puliafito CA (2005) Optical coherence tomography findings after an intravitreal injection of bevacizumab (avastin) for neovascular age-related macular degeneration. Ophthalmic Surg Lasers Imaging 36: 331–335

Safety and Efficacy Study Evaluating the Combination of Bevasiranib & Lucentis Therapy in Wet AMD [Identifier NCT00499590]. www.clinicaltrials.gov

Safety and Efficacy Study Of Oral PTK787 in Patients With Subfoveal Choroidal Neovascularization Secondary to Age-related Macular Degeneration (AMD) (ADVANCE) [Idenitfier NCT00138632]. www.clinicaltrials.gov

Safety and Efficacy Study of Small Interfering RNA Molecule (Cand5) to Treat Diabetic Macular Edema [Identifier NCT00306904]. www.clinicaltrials.gov

Safety Study to Evaluate Pazopanib Eye Drops in Healthy Volunteers [Identifier NCT01072214]. www.clinicaltrials.gov

Saishin Y, Takahashi K, Lima e Silva R et al. (2003) VEGF-TRAP(R1R2) suppresses choroidal neovascularization and VEGF-induced breakdown of the blood-retinal barrier. J Cell Physiol 195: 241–248

Schmidt-Erfurth U, Schlotzer-Schrehard U, Cursiefen C, Michels S, Beckendorf A, Naumann GO (2003) Influence of photodynamic therapy on expression of vascular endothelial growth factor (VEGF), VEGF receptor 3, and pigment epithelium-derived factor. Invest Ophthalmol Vis Sci 44: 4473–4480

Scholl HP, Charbel Issa P, Walier M et al. (2008) Systemic complement activation in age-related macular degeneration. PLoS ONE 3: e2593

Schütt F, Pauleikhoff D, Holz FG (2002) Vitamine und Spurenelemente bei altersabhängiger Makuladegeneration. Aktuelle Empfehlungen, basierend auf den Resultaten der AREDS-Studie. Ophthalmologe 99: 301–303

Shalinsky DR, Brekken J, Zou H et al. (1999) Broad antitumor and antiangiogenic activities of AG3340, a potent and selective MMP inhibitor undergoing advanced oncology clinical trials. Ann N Y Acad Sci 878: 236–270

Shen J, Samul R, Silva RL et al. (2006) Suppression of ocular neovascularization with siRNA targeting VEGF receptor 1. Gene Ther 13: 225–234

Slakter JS, Bochow TW, D'Amico DJ et al. (2006) Anecortave acetate (15 milligrams) versus photodynamic therapy for treatment of subfoveal neovascularization in age-related macular degeneration. Ophthalmology 113: 3–13

Spaide RF, Ho-Spaide WC, Browne RW, Armstrong D (1999) Characterization of peroxidized lipids in Bruch's membrane. Retina 19: 141–147

Spaide RF, Sorenson J, Maranan L (2003) Combined photodynamic therapy with verteporfin and intravitreal triamcinolone acetonide for choroidal neovascularization. Ophthalmology 110: 1517–1525

Spaide RF, Sorenson J, Maranan L (2005) Photodynamic therapy with verteporfin combined with intravitreal injection of triamcinolone acetonide for choroidal neovascularization. Ophthalmology 112: 301–304

Spaide RF, Laud K, Fine HF et al. (2006) Intravitreal bevacizumab treatment of choroidal neovascularization secondary to age-related macular degeneration. Retina 26: 383–390

Spilsbury K, Garrett KL, Shen WY, Constable IJ, Rakoczy PE (2000) Overexpression of vascular endothelial growth factor (VEGF) in the retinal pigment epithelium leads to the development of choroidal neovascularization. Am J Pathol 157: 135–144

Steen B, Sejersen S, Berglin L, Seregard S, Kvanta A (1998) Matrix metalloproteinases and metalloproteinase inhibitors in choroidal neovascular membranes. Invest Ophthalmol Vis Sci 39: 2194–2200

Stokes CL, Rupnick MA, Williams SK, Lauffenburger DA (1990) Chemotaxis of human microvessel endothelial cells in response to acidic fibroblast growth factor. Lab Invest 63: 657–668

Study of ARC1905 in Subjects With Dry Age-Reated Macular Degeneration [Identifier NCT00950638]. www.clinicaltrials.gov

Study of Fenretinide in the Treatment of Geographic Atrophy Associated with dry age-related Macular degeneration [Identifier NCT00429936]. www.clinicaltrials.gov

Study of the Safety, Tolerability, Pharmacokinetics and Pharmacodynamics of ACU-4429 in Subjects with Geographic Atrophy [Identifier NCT01002950]. www.clinicaltrials.gov

Study to Evaluate the Pharmacodynamics, Safety, and Pharmacokinetics of Pazopanib Eye Drops in Adult Subjects with Neovascular AMD [Identifier NCT00612456]. www.clinicaltrials.gov

Study to Evaluate The Safety, Tolerability and PK of Pazopanib Eye Drops in Healthy Adult and Elderly Subjects [Identifier NCT00463320]. www.clinicaltrials.gov

Study Using Intravitreal Injections of a Small Interfering RNA in Patients With Age-Related Macular Degeneration. www.clinicaltrials.gov

Takahashi K, Saishin Y, Saishin Y, King AG, Levin R, Campochiaro PA (2009) Suppression and regression of choroidal neovascularization by the multitargeted kinase inhibitor pazopanib. Arch Ophthalmol 127: 494–499

The CATT Research Group (2011) Ranibizumab and Bevacizumab for Neovascular Age-Related Macular Degeneration. N Engl J Med 2011; 364:1897–1908. http://www.nejm.org/toc/nejm/364/20/

The OMEGA Study: Use of Eye Drops to Treat Geographic Atrophy Associated with Age-Related Macular Degeneration [Identifier NCT00485394]. www.clinicaltrials.gov

Treatment of Corneal Neovascularisation with Topical Pazopanib [Identifier NCT01257750]. www.clinicaltrials.gov

Umeda N, Kachi S, Akiyama H et al. (2006) Suppression and regression of choroidal neovascularization by systemic administration of an alpha5beta1 integrin antagonist. Mol Pharmacol 69: 1820-1828

VEGF Trap Eye: Investigation of Efficacy and Safety in Central Vein Occlusion (Copernicus) [Identifier NCT00943072]. www.clinicaltrials.gov

VEGF Trap Eye: Investigation of Efficacy and Safety in Central Vein Occlusion (Galileo) [Identifier NCT01012973]. www.clinicaltrials.gov

VEGF Trap-Eye in choroidal neovascularization Secondary to Pathologic myopia (mCNV) (Myrror) [Identifier NCT01249664]. www.clinicaltrials.gov

VEGF-Trap Eye: Investigation of Efficacy and Safety in Wet Age-Related Macular Degeneration [Identifier NCT00637377]. www.clinicaltrials.gov

WALTZ – Wet Age-Related Macular Degeneration (AMD) AL 39324 Treatment Examnition [Identifier NCT00992563]. www.clinicaltrials.gov

Wang B, Zou Y, Li H, Yan H, Pan JS, Yuan ZL (2005) Genistein inhibited retinal neovascularization and expression of vascular endothelial growth factor and hypoxia inducible factor 1 in a mouse model of oxygen-induced retinopathy. J Ocul Pharmacol Ther 21: 107–113

Wu WC, Yeh PT, Chen SN, Yang CM, Lai CC, Kuo HK (2011) Effects and complications of bevacizumab use in patients with retinopathy of prematurity: a multicenter study in Taiwan. Ophthalmology 118: 176–183

Zahn G, Vossmeyer D, Stragies R et al. (2009) Preclinical evaluation of the novel small-molecule integrin $\alpha5\beta1$ inhibitor JSM6427 in monkey and rabbit models of choroidal neovascularization. Arch Ophthalmol 127: 1329–1335

Zahn G, Vossmeyer D, Stragies R, Wills M, Wong C, Knolle J (2007) JSM6427, a small molecule integrin alpha5beta1 inhibitor for inhibition of ocular angiogenesis. Invest Ophthalmol Vis Sci 48: E-Abstract 3430

Anti-VEGF-Therapie aus kardiologischer Sicht

R. Blank

Zusammenfassung

Bei VEGF handelt es sich nicht um ein einzelnes Protein, sondern um eine ganze Familie von Wachstumsfaktoren, zu denen VEGF-A, -B, -C und -D sowie der Placental Growth Factor (PGF) gehören. In der angiogenen Kaskade stellt VEGF-A den Hauptschritt dar.

Der »vascular endothelial growth factor« (VEGF) besitzt eine Schlüsselrolle für die Regulation der Angiogenese (◙ Abb. 9.1).

Weil der pluripotente Faktor aber auch physiologische Abläufe wie Hämodynamik, Hämatopoese, Immunabwehr, Hormonfreisetzung und Wundheilung beeinflusst, müssen mögliche Interaktionen einer medikamentösen Hemmung berücksichtigt werden. Die Erfahrungen mit der höher dosierten, intravenösen Gabe des Vollantikörpers Bevacizumab (Avastatin®), z. B. bei der Therapie des Kolonkarzinoms, haben das Augenmerk auf mögliche Nebenwirkungen durch eine vollständige VEGF-Blockade gelenkt. Bisherige Daten deuten darauf hin, dass selbst nach intravitrealer Injektion eine systemische Exposition erreicht wird, die zu messbaren Effekten führen kann (◙ Abb. 9.2).

Eine Veränderung relevanter Kreislaufparameter könnte eine direkte Beeinflussung der Morbidität bewirken (◙ Abb. 9.3).

Obwohl vorerst keine drastischen Auswirkungen beobachtet wurden, lassen die bisherigen Studien keine sichere Beurteilung von Signifikanz und Relevanz zu.

Endothel und endotheliale Dysfunktion

Das gesamte Gefäßendothel kann als größtes Organ des Körpers mit endokrinen und parakrinen Eigenschaften betrachtet werden (◙ Abb. 9.4).

Das gesunde Endothel verhindert die Leukozyten- und Thrombozytenaggregation, wirkt antiinflammatorisch, vasodilatorisch und vermindert den oxidativen Stress an den Gefäßwän-

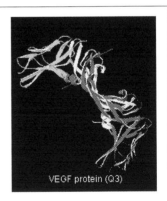

◙ **Abb. 9.1** VEGF-Funktionen im Organismus

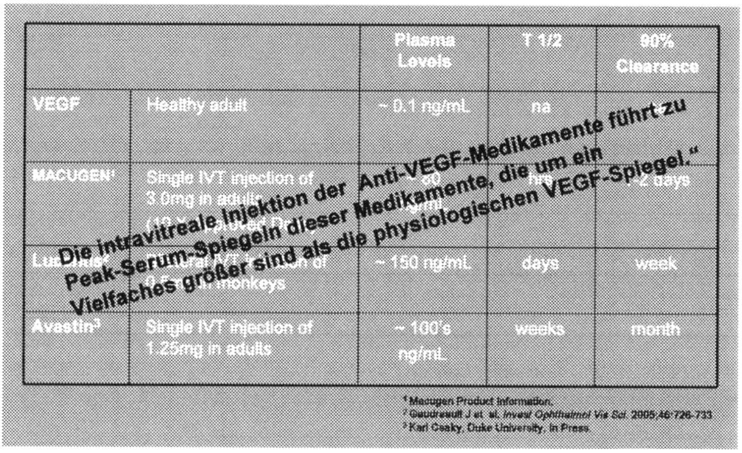

		Plasma Levels	T 1/2	90% Clearance
VEGF	Healthy adult	~0.1 ng/mL	na	
MACUGEN[1]	Single IVT injection of 3.0mg in adult (10mg/mL injected)	~60 ng/mL	~2 days	
Lucentis[2]	Single IVT injection of 0.5mg in monkeys	~150 ng/mL	days	week
Avestin[3]	Single IVT injection of 1.25mg in adults	~100's ng/mL	weeks	month

„Die intravitreale Injektion der Anti-VEGF-Medikamente führt zu Peak-Serum-Spiegeln dieser Medikamente, die um ein Vielfaches größer sind als die physiologischen VEGF-Spiegel."

[1] Macugen Product Information.
[2] Gaudreault J et al. Invest Ophthalmol Vis Sci. 2005;46:726-733
[3] Karl Csaky, Duke University, In Press.

Abb. 9.2 Anti-VGF-Medikamente: Systemische Spiegel nach intravitrealer Injektion

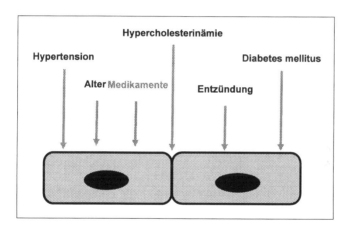

Abb. 9.3 Endotheliale Dysfunktion

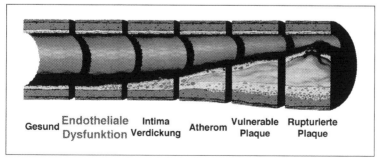

Abb. 9.4 Pathogenese der Arteriosklerose

den. Endothelzellen setzen zahlreiche Stoffe frei, die einen dilatierenden Einfluss auf die Blutgefäße ausüben.

Dazu gehören Prostazyklin 2 und Stickstoffmonoxid (NO), das über eine cGMP-Erhöhung in den Gefäßmuskelzellen die Erschlaffung auslöst.

Auch andere dilatierende Stoffe, z. B. Acetylcholin, Bradykinin und Serotonin, wirken über eine sekundäre NO-Freisetzung aus dem Endothel (◨ Abb. 9.5 und 9.6).

Therapie mit VEGF-Inhibitoren

Nachdem Michelson bereits im Jahre 1948 einen Wachstumsfaktor für Gefäße propagiert hatte, konnte die Arbeitsgruppe um Folkman in den früheren 1970er Jahren nachweisen, dass das Wachstum von Tumoren eng mit dem von Gefäßen verbunden und von der Expression von speziellen Wachstumsfaktoren abhängig ist. Als ursächlich für das Auswachsen chorioidaler Neovaskularisationen wird eine Überexpression des »vascular endothelial growth factor« (VEGF) angesehen.

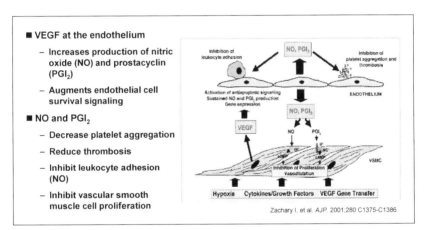

◨ **Abb. 9.5** Arterielle/thromboembolische Komplikationen bei nichtselektiver VEGF-Inhibition

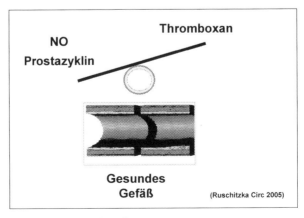

◨ **Abb. 9.6** Die Balance für die endotheliale Funktion

Dieser Wachstumsfaktor beeinflusst selektiv das Wachstum von Endothelzellen und ist insbesondere für die Gefäßleckage, also den pathologischen Flüssigkeitsaustritt aus den Gefäßen verantwortlich. Die Therapie der feuchten Makuladegeneration mit Anti-VEGF-Substanzen kann als Meilenstein angesehen werden. Es besteht erstmalig die Möglichkeit, chorioideale Neovaskularisationen zu behandeln und selektiv zu hemmen (Abb. 9.7 und 9.8).

Drei Präparate werden derzeit klinisch verwendet:

- Pegaptanib (Macugen®)
- Ranibizumab (Lucentis®)
- Bevacizumab (Avastin®)

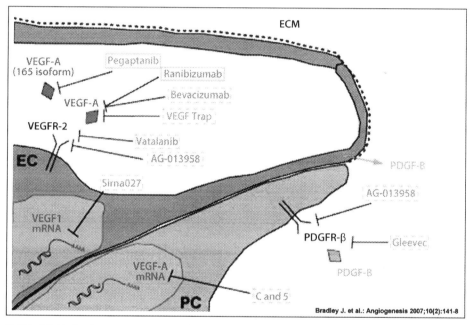

Bradley J. et al.: Angiogenesis 2007;10(2):141-8

 Abb. 9.7 Mechanismen von Anti-VEGF-Inhibitoren

Wirkstoff	Pegaptanib	Ranibizumab	Bevacizumab
Handelsname	Macugen®	Lucentis®	Avastin®
Wirkstoff	Aptamer (RNA-Strang)	Antikörper-fragment	Antikörper
Zulassung Feuchte AMD	Ja	Ja	Nein
Therapeutischer Ansatz	Selektive Inhibition von VEGF-A165	Komplette VEGF-A-Hemmung	Komplette VEGF-A-Hemmung
Dosierung intravitreale Injektion	Alle 6 Wochen	3-mal alle 4 Wochen danach nach Visusabfall	unklar

 Abb. 9.8 Die Behandlung der feuchten AMD mit Anti-VEGF-Wirkstoffen

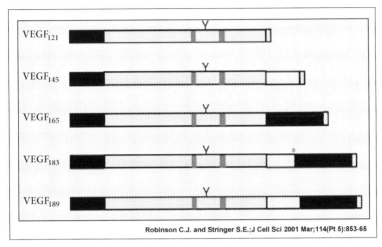

◻ Abb. 9.9 Verschiedene Isoformen von VEGF-A

Pegaptanib

Pegaptanib ist ein Aptamer, ein niedrig molekulares Rezeptormolekül, das das bioaktive VEGF vor seiner Wirkung auf die Zelle abfängt. Hierbei wird VEGF 165 gehemmt, die anderen Isoformen jedoch nicht (◻ Abb. 9.9).

Die Wirksamkeit dieser Therapie wurde in Phase-III-Studien dargestellt (VISION study). Bei Beendigung der Therapie nach einem Jahr wurde bei zahlreichen Patienten ein erneutes Wachstum der CNV beobachtet, so dass eine kontinuierliche Therapie über zwei Jahre signifikant effektiver war, insbesondere bei Patienten mit frühen Läsionen einer exsudativen AMD. Aufgrund der Ergebnisse der prospektiven randomisierten Phase-III-Studien wurde Pegaptanib in den USA von der FDA am 17.12.2004 für die Behandlung verschiedener Subtypen der neovaskulären AMD zugelassen. Die EMEA (European Medicines Agency) hat für die Europäische Union zum 31.01.2006 eine Zulassung ausgesprochen. Pegaptanib ist in Deutschland seit Mai 2006 verfügbar.

Da Pegaptanib nach den vorhandenen Studienergebnissen nur den Visus stabilisieren kann, gehört es nach den Empfehlungen der Deutschen Ophthalmologischen Gesellschaft zur sog. »Second-line«-Therapie. Zum gegenwärtigen Zeitpunkt kann man noch nicht beurteilen, ob die Kombination von Pegaptanib mit PDT oder anderen VEGF-Inhibitoren bessere Ergebnisse erzielt.

Ranibizumab

Ranibizumab ist ein humanisiertes monoklonales Antikörperfragment, Fab-Fragment, antigenbindendes Fragment, das alle VEGF-A-Isoformen bindet. Ranibizumab hemmt das Wachstum der CNV-Membranen und das CNV-induzierte Makulaödem. Nach den vorliegenden publizierten Studien scheint Ranibizumab dem Aptamer Pegaptanib in der Wirkung überlegen zu sein.

Es liegen mittlerweile 12- und 24-Monats-Daten aus zwei Phase-III-Studien vor. Dabei wurde Ranibizumab in Vierwochenabständen in den Glaskörper injiziert. Die Daten der MARINA-Studie an 716 Patienten mit minimal klassischer oder okkulter CNV zeigen, dass mehr als 90% der Patienten, die mit Ranibizumab behandelt wurden, sowohl nach 12 Monaten, als auch nach 24 Monaten eine signifikante Visusbesserung aufweisen (◻ Abb. 9.10). Die Daten der

Adverse Event	Sham Injection (N = 236)	0.3 mg of Ranibizumab (N = 238)	0.5 mg of Ranibizumab (N = 239)
Nonocular adverse event			
Investigator-defined hypertension			
No. of patients (%)	38 (16.1)	41 (17.2)	39 (16.3)
Mean decrease in blood pressure from baseline — mm Hg	3.3/3.5	2.6/2.5	4.4/1.1
Key arterial thromboembolic events (nonfatal) — no. (%)			
Death — no. (%)			
Vascular cause (APTC criteria)	4 (1.7)¶¶	3 (1.3)‡‡¦¦	3 (1.3)***
Nonvascular cause	2 (0.8)	2 (0.8)	3 (1.3)
Nonocular hemorrhage — no. (%)			
Total serious and nonserious events	13 (5.5)	22 (9.2)	21 (8.8)
Reported as a serious adverse event	2 (0.8)	3 (1.3)	5 (2.1)

Rosenfeld P.J. et al.; N Engl J Med. 2006 Oct 5;355(14):1419-31

Abb. 9.10 Systemische Nebenwirkungen von Ranibizumab (MARINA-Studie)

Adverse Event	Verteporfin (N = 143)	0.3 mg of Ranibizumab (N = 137)	0.5 mg of Ranibizumab (N = 140)
Nonocular adverse event			
Investigator-defined hypertension			
Treatment-emergent hypertension — no. (%)	12 (8.4)	3 (22)	9 (6.4)
Mean change in blood pressure from baseline — mm Hg	0.1/0.3	−2/−2	−2/1
Key arterial nonfatal thromboembolic events — no. (%)			
Death — no. (%)	2 (1.4)††	3 (22)	2 (1.4)
Vascular cause (APTC criteria)	1 (0.7)‡‡	1 (07)‡‡	2 (1.4)§§
Nonvascular cause	1 (0.7)¶¶	2 (15)¦¦	0
Nonocular hemorrhage — no. (%)			
Reported as a serious adverse event	0	2 (15)	3 (2.1)
Total serious or nonserious events***	3 (2.1)	7 (51)	9 (6.4)

Quelle: Brown D.M. et al.; N Engl J Med. 2006 Oct 5;355(14):1432-44

Abb. 9.11 Systemische Nebenwirkungen von Ranibizumab (ANCHOR-Studie)

ANCHOR-Studie an 423 Patienten mit vorwiegend klassischer CNV belegen ebenfalls, dass ca. 90% der Patienten, die mit Ranibizumab behandelt wurden, nach 12 Monaten einen Visusverlust von weniger als drei Zeilen (drei Zeilen = signifikanter Visusverlust), im Vergleich zu 64% der Patienten, die eine PDT mit Visudyne erhielten (Abb. 9.11). Ranibizumab ist die erste Therapie mit einem zugelassenen Medikament (seit Januar 2007) für die neovaskuläre AMD, die zu einer Visusbesserung führen kann. Im Gegensatz zu den amerikanischen Therapieempfehlungen mit monatlicher Gabe von Ranibizumab wird in der Fachinformation für die europäische Zulassung eine initiale Aufsättigung von drei Injektionen, gefolgt von einer individuellen, visusabhängigen Erhaltungstherapie empfohlen (Abb. 9.12).

Adverse Event Category Preferred Term	Patients, No. (%)	
	PDT Alone (n = 56)	Ranibizumab + PDT (n = 105)
Serious Nonocular Adverse Events, All		
Any serious nonocular adverse event	11 (19.6)	17 (16.2)
Vascular system serious adverse events	3 (5.4)	9 (8.6)
Cerebrovascular accident	0	4 (3.8)
Myocardial infarction	2 (3.6)	0
Atrial fibrillation	0	1 (1.0)
Coronary artery disease	0	1 (1.0)
Coronary artery occlusion	0	1 (1.0)
Coronary artery stenosis	0	1 (1.0)
Transient ischemic attack	0	1 (1.0)
Unstable angina	0	1 (1.0)
Thrombosis	1 (1.8)	0

Heier J.S. et al.; Arch Ophthalmol. 2006 Nov;124(11):1532-42

Abb. 9.12 Systemische Nebenwirkungen von Ranibizumab (FOCUS-Studie)

Hierbei zeigen die Ergebnisse der PrONTO-Studie, dass weniger häufige Injektionen zu ähnlichen Ergebnissen wie die publizierten Phase-III-Studien führen. Die Ergebnisse der PIER-Studie verdeutlichen allerdings, dass eine Verlängerung der Injektionsintervalle zu einem weniger guten Ergebnis führt. Wegen der nachgewiesenen Möglichkeit einer Visusverbesserung wird die Therapie mit Ranibizumab in den Stellungnahmen der wissenschaftlichen Fachgesellschaften und des Berufsverbandes der Augenärzte als Therapie für die neovaskuläre Makuladegeneration empfohlen.

Allerdings fand sich bei den Ergebnissen einer Metaanalyse (MARINA, ANCHOR, FOCUS, PIER, SAILOR-Studie) eine nicht statistisch signifikante – erhöhte Rate an Schlaganfällen bei der 0,5-mg-Dosis von Lucentis im Vergleich zu den Kontrollgruppen (Zweijahresdaten: 13/484 Patienten 2,7% unter Lucentis vs. 5/435 Patienten 1,1% in den Kontrollgruppen). Dieser Trend fand sich nicht bei Myokardinfarkten und anderen arteriellen thrombembolischen Ereignissen.

Bevacizumab

Bevacizumab ist ein gegen VEGF-A gerichteter humanisierter Vollantikörper, der dem Antikörperfragment Ranibizumab verwandt ist. Inzwischen konnte man nachweisen, dass das größere Molekül Bevacizumab nach intravitrealer Applikation die Netzhaut und Aderhaut vollständig penetriert.

Bevacizumab ist in Kombination mit Carboplatin und Paclitaxel als »First-line«-Therapie bei Patienten mit metastasierenden Kolon- und Rektumkarzinomen sowie mit fortgeschrittenen, metastasierenden Untergruppen von Lungenkarzinomen und seit 2007 in Europa für Nieren- und Brustkrebs zugelassen.

Bis heute liegen verschiedenste Studien meist ohne Kontrollgruppen vor, die die Behandlung von intraokulären retinalen und choroidalen Neovaskularisationen untersuchen. Dabei sind die positiven Ergebnisse insgesamt vergleichbar mit dem Ausmaß der Sehverbesserung, das in der MARINA- und der ANCHOR-Studie nach Gabe von Ranibizumab in den ersten Monaten gesehen wurde. Soweit aus den publizierten Fallserien beurteilbar, gibt es keine Hinweise auf nennenswerte Wirkungsunterschiede zwischen verschiedenen angiographischen

Membrantypen. Obwohl auch aus Metaanalysen die Wahrscheinlichkeit, dass Bevacizumab in der Wirkung Ranibizumab nicht unterlegen ist, als hoch eingestuft wird, ist – bis die Daten einer prospektiven randomisierten vergleichenden Studie vorliegen –, keine definitive Bewertung eines potentiellen Unterschiedes möglich. Da die Anwendung von Bevacizumab außerhalb der in der Zulassung festgelegten Indikation erfolgt, handelt es sich bei der intravitrealen Anwendung um einen Off-label-Use.

Kardiovaskuläre Sicherheit von Anti-VEGF-Therapien

Wenn man die Anti-VEGF-Therapien beleuchtet, sollte zwischen Sicherheit und Wirksamkeit differenziert werden.

Als Ophthalmologe sollte man sorgfältig evaluieren, ob die verschiedenen Präparate sicher sind. Dies ist von besonderer Bedeutung, da die meisten Patienten mit neovaskulärer AMD 55 Jahre und älter sind. Bei dieser älteren Population ist das Risiko von Hypertonie und Hypercholesterinämie inhärent (◙ Abb. 9.13 und 9.14).

Üblicherweise hat ein AMD-Patient vor Behandlungsbeginn mit Anti-VEGF-Präparaten durchschnittlich drei Risikofaktoren für Herzkreislaufkrankheiten – zumeist Alter, Bluthochdruck und erhöhte Blutfettwerte (◙ Abb. 9.15).

Präparate zur Behandlung der neovaskulären AMD könnten diese Risikofaktoren beeinflussen. In der plazebokontrollierten VIVA-Kardiologiestudie wurde der Einsatz von VEGF bei Patienten mit stabiler Angina pectoris untersucht, für die die Standardrevaskularisation nicht geeignet war. Zwar konnte in der Studie nicht nachgewiesen werden, dass VEGF der Plazebogabe bezüglich der Angina-pectoris-Parameter überlegen ist, doch wurde gezeigt, dass es durch die VEGF-Verabreichung zu einem Rückgang des systolischen Blutdrucks kommt. Eine VEGF-Hemmung könnte zu einem Anstieg des Blutdrucks führen, wie es bei der Anwendung von Bevacizumab bei Rektum- und Kolonkarzinom beobachtet wurde.

Es wurde daran erinnert, dass VEGF durch die Mediatoren wirkt, deren Synthese es induziert, insbesondere Prostazyklin und Stickoxid. NO ist ein starker Vasodilator, doch hat es noch weitere Funktionen (es hat aggregationshemmende antiadhäsive, entzündungshemmende antiproliferative und migrationshemmende Eigenschaften; ◙ Abb. 9.16).

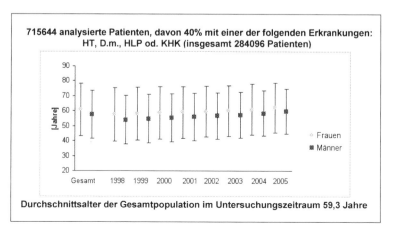

◙ Abb. 9.13 CoRiMa: Patienten und Altersverteilung

Tabelle 2: **Prävalenz von Risikofaktoren in EURASPIRE I (1995–1996) und EURASPIRE II (1999–2000)**

	Rauchen (Selbstdeklaration oder >10 ppm CO)		Übergewicht (BMI ≥ 30 kg/m²)		Hypertonie (≥140 mmHg systol. und/oder ≥90 mmHg diastol.)		Hypercholesterinämie (Gesamt-Cholesterin ≥5,0 mmol/l)		Diabetes mellitus (diagnostiziert)	
	1995–96	1999–2000	1995–96	1999–2000	1995–96	1999–2000	1995–96	1999–2000	1995–96	1999–2000
Länder:										
Tschechien	22,1%	19,3%	31,4%	40,1%	62,5%	46,4%	89,4%	21,8%	21,8%	21,5%
Finnland	12,8%	21,6%	29,6%	33,6%	55,7%	52,6%	83,3%	42,6%	15,4%	18,7%
Frankreich	25,0%	24,2%	33,4%	37,5%	50,6%	55,0%	84,8%	60,2%	16,7%	27,5%
Deutschland	18,8%	16,8%	22,7%	30,6%	57,9%	65,8%	84,1%	66,3%	13,5%	13,5%
Ungarn	23,3%	30,1%	23,3%	36,8%	51,3%	41,4%	89,0%	60,2%	26,6%	21,1%
Italien	18,6%	15,1%	22,4%	23,6%	57,7%	56,6%	92,6%	56,9%	17,2%	21,8%
Niederlande	31,8%	28,3%	18,9%	27,7%	55,8%	53,8%	91,2%	44,3%	10,3%	13,2%
Slowenien	13,3%	14,6%	19,2%	28,0%	53,4%	63,3%	89,0%	68,3%	17,4%	23,8%
Spanien	12,1%	17,8%	27,8%	34,1%	55,2%	49,4%	80,4%	53,0%	22,9%	35,2%
Diagnosen:										
Bypass	14,2%	15,7%	24,3%	31,8%	58,5%	55,3%	86,0%	56,5%	21,9%	24,5%
PTCA	20,4%	22,4%	20,8%	30,9%	49,8%	51,9%	84,2%	56,3%	15,2%	20,4%
Akuter MI	20,9%	25,5%	29,0%	30,9%	54,2%	49,6%	86,0%	55,1%	18,7%	21,2%
Akute KI	22,5%	18,9%	27,0%	38,6%	59,5%	60,0%	88,7%	69,4%	16,8%	21,9%
Total	n=693	n=703	n=900	n=1101	n=1976	n=1814	n=2371	n=1859	n=641	n=740
	19,4%	20,8%	25,3%	32,8%	55,4%	53,9%	86,2%	58,6%	18,0%	21,9%
Differenz	+ 1,4%		+ 7,5%		– 1,6%		– 27,4%		+ 4,0%	
95%-KI	-0,5% bis 3,3%		5,4% bis 9,6%		-3,9% bis 10,8%		-29,4% bis -25,2%		2,1% bis 5,8%	

Akuter MI=Akuter Myokardinfarkt; Akute KI=Akute myokardiale Ischämie   EUROASPIRE I and II, Lancet 357, 66–1003, 2001

Anteil der Pat. > 60 LJ 46% in EUROASPIRE I bzw. 45% in EUROASPIRE II

⬚ **Abb. 9.14** Koronare Risikofaktorenverteilung in Europa

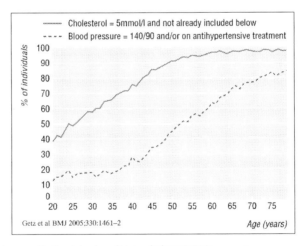

⬚ **Abb. 9.15** Prävalenz von Bluthochdruck und Hypercholesterinämie

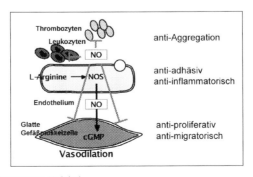

⬚ **Abb. 9.16** NO – Das pluripotente Molekül

Infolge der Induktion der Synthese von NO und Prostazyklin hängen von VEGF wahrscheinlich die beiden Schlüsselfaktoren der gefäßschützenden Eigenschaften ab. Wegen ihres Beitrags zur Aufrechterhaltung der Endothelfunktion werden Prostazyklin und NO in der Kardiologie als »gut« betrachtet. Durch Hemmung des vorgeschalteten VEGF, induziert man ein ernstzunehmendes Problem, besonders bei älteren Patienten, die schon einige Risikofaktoren aufweisen. Bei solchen Patienten könnte eine komplette VEGF-Blockade die Wahrscheinlichkeit eines Herzkreislaufereignisses erhöhen. Je weniger selektiv die VEGF-Blockade durchgeführt wird, desto wahrscheinlicher entstehen kardiovaskuläre Probleme.

Anti-VEGF-Therapien haben wegen ihrer Auswirkungen auf die Gefäßintegrität potentiell unerwünschte Nebenwirkungen.

Schlussfolgerung

Das pharmakologische Grundprinzip der Konzentrationsabhängigkeit von Wirkung und Nebenwirkung gilt insbesondere für die VEGF-Therapie (hohe biologische Wirksamkeit bei nur geringer Konzentration, geringe therapeutische Bandbreite Wirksamkeit/Toxizität), daher gilt dies Prinzip wahrscheinlich auch für die Anti-VEGF-Therapie.

Für eine gezielte Anti-VEGF-Therapie der AMD und ein optimaleres Nutzen-Risiko-Verhältnis ist ein besseres Verständnis der Pathophysiologie der VEGF-Isoforme bei der AMD erforderlich.

Die Therapie mit Pegaptanib hat bislang keine schwerwiegenden kardiovaskulären Ereignisse gezeigt. Die Therapie mit Ranibizumab könnte mit einem erhöhten Risiko für Schlaganfall und nichtokulärer Hämorrhagien verbunden sein. Die systemische Therapie mit Bevacizumab ist mit einer erhöhten Inzidenz thromboembolischer Ereignisse und Hypertonie verbunden.

Bisherige Studien hatten keine ausreichenden Patientenzahlen, um die Nebenwirkungen statistisch korrekt zu erfassen; zudem fehlen Langzeitstudiendaten.

Literatur

Avery RL, Pieramici DJ, Rabena KD, Castellarin AA, Nasir MA, Giust MJ (2006) Intravitreal bevacizumab (Avastin) for neovascular age-related macular de generation. Ophthalmology 113: 363–372

Bakri SJ, Kitzmann AS (2007) retinal pigment epithelial tear after intravitreal Ranibizumab. Am J Ophthalmol 143: 505–507

Bressler SB, Childs AL, Haller JA et al. (2004) Submacular Surgery Trials (SST) Research Group: Surgery for hemorrhagic choroidal neovascular lesions of age-related macular: ophthalmic findings: SST report no. 13. Ophthalmology 111: 1993–2006

Brown DM, Kaiser PK, Michels M et al. (2006) Ranibizumab versus verteporfin for neovascular age-related macular degeneration. N Engl J Med 355: 1432–1444

Chakravarthy U, Adamis AP, Cunningham ET Jr et al. (2006) Year 2 efficany results of 2 randomized controlled clinical trials of pegaptanib for neovascular age-related marcular degeneration. Ophthalmology 113: 1508e1–e25

Chan CK, Meyer CH, Gross JG et al. (2007) Retinal pigment epithelial tears after intravitreal Bevacizumab injection for neovascular age-related macular degeneration. Retina 143: 505–507

de Jong PT (2006) Age-related macular degeneration. N Engl J Med 355: 1474–1485

Folkman J (1972) Anti-angiogenesis: new concept for therapy of solid tumors. Ann Surg 175: 409–416

Fung AE, Rosenfeld PJ, Reichel E (2006) The International Intravetreal Bevacizumab Saftey Survey: using the internet to assess drug safety worldwide. Br J Ophthalmol 90: 1344–1349

Heiduschka P, Fietz H, Hofmeister S et al. (2007) Tübingen Bevacizumab Study Group: Penetration of bevacizumab through the retina after intravitreal injection in the monkey. Invest Ophthalmol Vis Sci 48: 2814–2823

Jaissle GB, Szurman P, Bartz-Schmidt KU (2005) Empfehlung für die Durchführung von intravitrealen Injektionen – Stellungnahme der Retinologischen Gesellschaft, der Deutschen Ophthalmologischen Gesellschaft (DOG) und des Berufsverbandes der Augenärzte Deutschland (BVA). Klein Monatsbl Augenheilkd 222: 390–395

Kim I, Ryan AM, Rohan R et al. (1999) Constitutive expression of VEGF, VEGFR-1, and VEGFR-2 in normal eyes. Invest Ophthalmol Vis Sci 40: 2115–2121. Erratum in: Invest Ophthalmol Vis Sci 2000; 41: 368

Klein R, Wang Q, Klein BE, Moss SE, Meuer SM (1995) The relationship of age-related maculopathy, cataract, and glaucoma to visual acuity. Invest Ophthalmol Vis Sci 36: 182–191

Lux A, Llacer H, Heussen FM, Joussen AM (2007) Non –responders to bevacizumab (Avastin) therapy of choriodal neovascular lesions. Br J Ophthalmol 91: 1318–1322

Miller JW, Adamis AP, Shima DT, D'Amore PA, Moulton RS et al. (1994) Vascular endothelial growth factor/vascular permeability factor is temporally and spatially correlated with ocular angiogensis in a primate model. Am J Pathol 145: 574–584

Pauleikhoff D, Bornfeld N, Gabel VP, Holz F, Roider H (2005) Konsenspapier der Retinologischen Gesellschaft der Deutschen Ophthalmologischen Gesellschaft und des Berufsverbandes derAugenärzte – Stellungnahme zur aktuellen Therapie der neovaskulären AMD. Klein Monatsbl Augenheilkd 222: 381–388

Position of the Retinological Society, the German Ophthalmological Society and the Professional Association of Ophthalmologists in Germany on the current therapeutic possibilities for neovascular ace-related macular degeneration (2007) Klin Montasbl Augenheilkd 224: 559–666

Rosenfeld PJ, Brown DM, Heier JS et al. (2006) Ranibizumab for neovascular age-related macular degeneration. N Engl J Med 355: 1419–1431

Sakrs SH, Arnold JJ, Killingsworth MC, Sarks JP (1999) Early drusen formation in the normal and aging eye and their relation to age related maculopathy: a clinicopathological study. Br J Ophthalmol 83: 358–368

Schoulten JS, La Heij EC, Webers CA, Ludqvist IJ, Hendrikse F (2009) A systematic review on the effect of Bevacizumab in exudative age-related macular degeneration. Graefes Arch Clin Exp Ophthalmol247: 1–11

Schrader WF (2006) Altersbedingte Makuladegeneration: eine sozioökonomische Zeitbomboe in unserer alternden Gesellschaft. Ophthalmologe 103: 742–748

Spiro T (2007) Luc(ifer)entis. Dtsch Ärztebl 104: A2033

Wormald R, Evans J, Smeeth L, Henshaw K (2005/2007) Photodynamic therapy for neovascular age-related macular degeneration. Conchrane Database Syst Rev (4): CD002030. Review. Update in: Conchrane Database Syst Rev (3): CD002030)

Pegaptanib zur Behandlung des diabetischen Makulaödems

Ergebnisse der Phase-III-Studie – Zellbiologische und physiologische Aspekte der Anti-VEGF-Behandlung

K. Engelmann, K.A. Becker

Einleitung

Eine Erkrankung der Makula ist in den Industrienationen der häufigste Grund für eine Erblindung. Nach WHO-Daten von 2002 sind die Ursachen hierfür in den Industrienationen zu 50% auf die altersabhängige Makuladegeneration (AMD) und zu ca. 18% auf die diabetische Retinopathie zurückzuführen (Resnikoff et al. 2004). Große Hoffnung für die Behandlung der exsudativen Form der AMD brachte die Einführung einer lokalen Therapie am Auge, die den »vascular endothelial growth factor« (VEGF) hemmt. Der Wachstumsfaktor VEGF spielt sowohl bei der AMD als auch bei der diabetischen Retinopathie eine entscheidende Rolle bei der Entstehung und Progression. Inhibitoren von VEGF sind zugelassene Medikamente für die Behandlung der altersabhängigen Makuladegeneration seit 2004. Die erste Zulassung erhielt Pegaptanib (Macugen®, Fa. Pfizer) und kurz darauf Ranibizumab (Lucentis®, Fa. Novartis). Zusätzlich zu den zugelassenen Präparaten findet sich eine breite Anwendung von Bevacizumab (Avastin®, Fa. Roche Pharma AG), ebenfalls ein VEGF-Inhibitor, der für die Behandlung bei Darmkrebs entwickelt wurde und nur hierfür zugelassen ist. Beim diabetischen Makulaödem, das am häufigsten für einen moderaten Sehverlust im Verlauf der diabetischen Retinopathie verantwortlich ist, handelt es sich wie bei der AMD um eine chronische Erkrankung, bei der man so früh wie möglich im Krankheitsverlauf behandeln sollte. Nach wie vor ist der Goldstandard der Therapie die fokale Laserkoagulation. Während über die Wirkung der VEGF-Hemmer durch den Einsatz bei der AMD bereits klinische Erfahrung gesammelt werden konnte, bestehen über die längerfristige Behandlung des diabetischen Makulaödems mit den für die AMD zugelassenen Medikamenten Pegaptanib und Ranibizumab noch wenige Erfahrungen. Allerdings wurden kürzlich die Ergebnisse der klinischen Phase-III-Studien für beide Medikamente bekannt, die Grundlage für die zeitnah zu erwartende Zulassung der Medikamente sein werden. Über Ergebnisse der Studien wird im Folgenden berichtet. Die bisher meisten Erfahrungen konnte in retrospektiven, kleineren Studien mit Bevazizumab gesammelt werden. Dies ist allerdings eine Off-label-Therapie und wird es in Zukunft wohl auch bleiben. Durch den Einsatz eines wirksamen Medikaments, wie eines VEGF-Hemmers erhofft man sich allerdings eine prozentuale Verbesserung auf den Visusgewinn. Andererseits ist nach heutigem Kenntnisstand eine dauerhafte Behandlung, d. h. intravitreale Injektion erforderlich. Zur Empfehlung einer Dauertherapie ist es für den Augenarzt auch wichtig, nicht nur den Erfolg eines Medikaments und das Wirkungsspektrum (okulär und systemisch), sondern auch das Nebenwirkungsspektrum und die Wirkungsweise von VEGF im Körper und Auge zu kennen. Aus den klinischen Zulassungsstudien gibt es zwar klare Hinweise zu den typischen, die Therapie begleitenden okulären Nebenwirkungen (Tensionserhöhung, Endophthalmitis u. a.) und zur Häufigkeit schwerwiegender Ereignisse (wie Schlaganfall, kardiovaskuläre Ereignisse). Wenig ist aber bekannt über mögliche langfristige Begleiterscheinungen okulär und systemisch. Theoretisch ist aufgrund der Eigenschaften und vielseitigen Funktionen von VEGF in verschiedenen Geweben nicht ausgeschlossen, dass die VEGF-Hemmung auch an Netzhautzellen und -geweben Wirkung zeigt. Mit der Gewissheit, dass die Anti-VEGF-Hemmer vermutlich kontinuierlich und dauerhaft verabreicht werden müssen (Mitchell et al. 2009) sollte nachgewiesen werden, inwieweit häufige Injektionen nicht doch eine Interaktion der VEGF-Hemmung mit dem retinalen Gewebe oder systemische Nebenwirkungen an spezifischen VEGF-reichen Organen zeigen, um die Therapie entsprechend anpassen zu können. Dies gilt vermutlich insbesondere für Patienten mit diabetischer Retinopathie, da sich die zugrunde liegenden Pathologien und ihre Auswirkungen am Auge im Vergleich zur AMD unterscheiden.

Anwender sollten Kenntnisse zu den folgenden Sachverhalten besitzen.
- Informationen aus klinischen Studien,
- Wirkung von VEGF im menschlichen Körper und am Auge,
- Wirkspiegel der VEGF-Hemmer intraokular und systemisch,
- allgemeines und okluäres Nebenwirkungsspektrum.

Im Folgenden wird nicht nur zu den oben genannten Aspekten Stellung genommen, sondern auch zu zellbiologischen Aspekten der Anti-VEGF-Wirkung. Neuere experimentelle Studien untersuchen die Wirkung der VEGF-Hemmer auf Netzhautzellen und -gewebe, um mögliche Effekte abseits der üblichen klinischen Betrachtung zu charakterisieren. Aber auch Fragen zum systemischen Risikoprofil in Abhängigkeit von der Grunderkrankung werden aufgezeigt. Je mehr Kenntnisse hierzu bestehen, umso detaillierter können Patienten informiert werden.

Diabetisches Makulaödem

Am Auge führt Diabetes mellitus trotz verbesserter systemischer Therapie in vielen Fällen zu retinalen Ischämien und Neovaskularisationen und somit zu Komplikationen wie der proliferativen diabetischen Vitreoretinopathie oder dem diabetischem Makulaödem (DME) (Joussen et al. 2007). Standardtherapie der diabetischen Retinopathie ist nach wie vor die Laserkoagulation, die in groß angelegten ETDRS-Studien belegt wurde (ETDRS 1985). Die Laserkoagulation ist eine sehr wirksame und standardisierte Behandlung, die allerdings einen wesentlichen Nachteil in der Bildung von Narben im Bereich des Laserherdes zeigt. Letztendlich resultieren hieraus Gesichtsfelddefekte für den Patienten. Gerade die zentrale Laserkoagulation, die bei einem Makulaödem erforderlich ist (Grid- oder fokaler Laser), kann zu stark beeinträchtigenden Gesichtsfelddefekten führen. Ein weiterer Grund für die Suche nach alternativen Therapien ist, dass die zentrale Grid-Laser-Koagulation nur zu einem geringen Anteil eine Visusverbesserung bei Patienten erzielen kann. So wird berichtet, dass nur ca. 17% der behandelten Augen eine Visusverbesserung zeigen und weniger als 3% eine Steigerung von 3 oder mehr ETDRS-Linien (ETDRS 1985, Aiello et al. 2010). Neuere Studien des Diabetic-Retinopathy-Clinical Research-(DRCR-)Netzwerks konnten zwar zeigen, dass bis zu 51% der Patienten nach fokaler Lasertherapie mit einem Anstieg von 5 Buchstaben noch nach 2 Jahren profitieren (DRCR 2008), dennoch bleibt die Suche nach weniger Gewebe zerstörenden Behandlungsmethoden vorrangig. Bei der diabetischen Retinopathie sind erhöhte VEGF-Konzentrationen im Glaskörper nachgewiesen worden (Wang et al. 2009; Simó et al. 2006) und es ist bekannt, dass die Laserkoagulation zu einer Senkung des VEGF im Gewebe führt (Stéfansson 2001). Wie bei der AMD spielt VEGF somit auch eine große Rolle in der Entwicklung der diabetischen Retinopathie und konsekutiv dadurch auch bei der Entwicklung des diabetischen Makulaödems. Aus Glaskörperproben konnte nachgewiesen werden, dass insbesondere bei Patienten mit noch aktiver diabetischer Retinopathie der Anteil von VEGF im Glaskörper erhöht ist (Aiello et al. 1995). Die Anti-VEGF-Behandlungsstrategie hat daher eine gut untersuchte Rationale. Chancen ergeben sich hierdurch für die VEGF-Inhibitoren, die für die Behandlung der feuchten AMD zugelassen sind.

Klinische Studien

Die ersten Ergebnisse von Studien bei der Behandlung des diabetischen Makulaödems mittels VEGF-Inhibitoren sind vielversprechend. So zeigten die Ergebnisse einer Phase-II-Studie, die

die Sicherheit des Medikaments prüft, dass nach wiederholter intravitrealer Injektion von Pegaptanib bei Patienten mit diabetischem Makulaödem ein signifikanter Anstieg der Visusfunktion sowie die Abnahme der retinalen Dicke zu verzeichnen waren (Cunningham et al. 2005). In der Prüfung befanden sich verschiedene Dosierungen für das Medikament gegenüber einer Sham-Injektion. Gegenüber der Kontrolle fand sich eine Visusverbesserung von 2/50 (Versus 20/63). Der Visusgewinn von 2 Zeilen wurde bei 24% der Patienten gefunden (versus 10% in der Kontrollgruppe). Die Abnahme der Retinadicke betrug 63 µm (versus +4,0 µm in der Kontrollgruppe).

Während des WOC (World Ophthamologie Congress) im Juni 2010 wurden erstmals die Ergebnisse der Phase-III-Studie zur Prüfung von Pegaptanib vorgestellt. Die Studie war multizentrisch, randomisiert und doppelmaskiert und die Untersuchung erfolgte über 2 Jahre. Das Studiendesign war so ausgelegt, dass 9 Injektionen mit 0,3 mg Pegaptanib alle 6 Wochen intravitreal injiziert wurden, ab der 54. Woche war dann eine Injektion je nach Bedarf möglich. In der Woche 18 konnte ergänzend eine Laserkoagulation durchgeführt werden. Im dritten Jahr fand eine offene Verlängerungsphase statt. Nach einem Jahr fand man eine Visusbesserung von 5,2 Buchstaben, nach einem Jahr von 6,1 Buchstaben. In der Kontrollgruppe wurde eine Verbesserung von 1,2 Buchstaben gegenüber 1,3 nach 2 Jahren gefunden. Einen Gewinn von mehr als 10 Buchstaben finden sich in der Pegabtanib-Gruppe bei 36,8%, in der Kontrollgruppe von 19,7%. Die Nebenwirkungen zeigten ein ähnliches Spektrum wie in den Vorstudien und unterschieden sich in der Pegabtanib-Gruppe gegenüber der Kontrollgruppe nicht. Des Weiteren fanden sich keine Unterschiede in den schweren Nebenwirkungen bei Herzerkrankungen oder Erkrankungen des zentralen Nervensystems, auch keine Zunahme eines Hypertonus. Lediglich auffällig war zusammenhängend mit der Injektion ein Anstieg des intraokularen Drucks (durchschnittlich 2,5 mmHg höher) gefunden wurde als in der Kontrollgruppe.

Über das Medikament Ranibizumab (Lucentis) sind inzwischen ebenfalls Daten der Phase-II-Studie (RESOLVE-Studie) veröffentlicht. Nach 12 Monaten fand sich hier ein Gewinn von 10 Buchstaben bei 60,8%, (p=0,0001). Die Reduktion der Netzhautdicke fand sich im Mittel um 194,2±1,35,1 µm in der Ranibizumab-Gruppe und mit 48,4±153,4 µm in der Kontrollgruppe (Massin et al. 2010). Die Daten repräsentieren Ergebnisse aller geprüfter Dosierungen (gepoolt). Schwere systemische Nebenwirkungen zeigten sich ebenfalls nicht signifikant erhöht gegenüber der Kontrollgruppe. Kürzlich wurde dann die Phase-3-Studie für Ranibizumab (RESTORE-Studie) veröffentlicht, in die 354 Patienten eingeschlossen wurden. So wurde die Behandlung von Patienten mit diabetischem Makulaödem mit Lucentis mit der alleinigen Laserkoagulation verglichen. Die Laserkoagulation war auch zusätzlich in der Behandlungsgruppe möglich. Während es zu einer Visusverbesserung in 16% der Patienten mit alleiniger Laserkoagulation kam, zeigte sich ein Visusanstieg in der Injektionsgruppe von 37% (43% mit zusätzlicher Laserkoagulation).

Für das Medikament Ranibizumab wurde Anfang 2011 die Zulassung erteilt, für Pegaptanib wird sie erwartet.

Für das Medikament Bevacizumab (Avastin) gibt es keine ausreichenden aussagefähigen Langzeitstudien, allerdings sind vergleichende Studien initiiert. Die größte Serie an untersuchten Patienten mit einem relativ langen Nachuntersuchungszeitraum von 12 Monaten, wurde von Wu et al. 2008 veröffentlicht. 1265 Patienten wurden eingeschlossen und ein Follow-up erfolgte bei 1773 Patienten. Insgesamt wurden 4303 Bevacizumab-Injektionen durchgeführt, d. h. durchschnittlich 3,3 pro Patient in einem durchschnittlichen Zeitraum von 4–14 Wochen. Die Autoren zeigen, dass sich bei der Gabe von Bevacizumab das Patientenprofil gegenüber der reinen AMD-Patientengruppe ändert. Das durchschnittliche Alter der gesamten Behandlungsgruppe betrug 54 Jahre, die meisten der behandelten Patienten litten an einem bekannten Diabetes mellitus (548). Ein systemischer arterieller Bluthochdruck wurde bei 743 Patienten gefunden, 32 der Patienten hatten einen Schlaganfall und 44 einen Myokardinfarkt. Die Gruppe der behandelten Patienten waren Patienten mit CNV bei exsudativer AMD (n=345) und mit diabetischem Makulaödem (n=343). Das Nebenwirkungsprofil, sowohl okulär als auch systemisch, zeigte sich ähnlich wie in den publizierten Studien für die zugelassenen Medikamente Ranibizumab und Pegaptanib. Die Autoren schlussfolgern dennoch aufgrund ihrer Studien, dass ein kontinuierliches Monitoring von Nebenwirkungen bei den Patienten nicht möglich war, aber ihrer Meinung nach notwendig ist, da es sich bei der Therapie mit VEGF-Inhibitoren um eine chronische Inhibition des VEGF handelt. Auch Schmidt-Erfurt schreibt in einer Übersicht aus dem Jahre 2010, dass die Anti-VEGF-Hemmer zwar generell als sicher gelten können, wenn man allerdings die systemische Sicherheit der Medikamente genauer betrachten möchte, ist es wichtig klarzustellen, dass die klinischen Studien möglicherweise die Inzidenz des Aufbaus eines längerfristigen Potentials für das Auftreten einer schweren Nebenwirkung nicht ausreichend beschreiben. Ein kumuliertes Nebenwirkungsrisikos ist bisher nicht messbar und es bedarf eines hohen Aufwands, um eine Risikoabschätzung durchführen zu können. Derzeit ist dieses im täglichen Alltag und im Umgang mit den Medikamenten nicht möglich. Daher bleibt es umso wichtiger, zukünftig diejenigen Patienten – gerade bei Diabetikern – zu erkennen, die aufgrund mehrerer Allgemeinerkrankungen möglicherweise ein höheres Risiko für schwere Nebenwirkungen über die Zeit gesehen haben. Es bleibt jedem Behandler zunächst überlassen, zumindest die gängige Risikoabschätzung, die durch kardiologische Leitlinien festgelegt werden (Risiko-Scoring) anzuwenden.

Bedeutung der Angiogenese (Gefäßneubildung) im menschlichen Organismus

Angiogenese oder auch Neovaskularisation, d. h. die Bildung von Blutgefäßen, ist nicht nur in der embryonalen Entwicklung, sondern auch im Erwachsenengewebe essentiell. Neben der physiologischen Angiogenese ist die Neovaskularisation auch notwendig, z. B. wenn Heilungsprozesse in Geweben auftreten. So ist die Angiogenese notwendig bei der Gefäßentwicklung allgemein oder auch nach Krankheitsverläufen, wie z. B. nach einem Myokardinfarkt (Erickson et al. 2007). Neovaskularisation ist auch vergesellschaftet mit der rheumatoiden Arthritis (Wang et al. 2004). Bei der okulären Erkrankung ist eine Neovaskularisation vorwiegend in pathologischen Situationen zu beobachten, wobei der Hauptvertreter von proliferativen Erkrankungen der Diabetes mellitus ist (Furguson u. Apte 2008). VEGF wird momentan unter anderen in vielen klinischen Studien als ein Hauptmediator für pathologische Vaskularisation bei der proliferativen diabetischen Retinopathie gesehen. Sehr viel weniger geläufig sind die weiteren Aufgaben, die VEGF im menschlichen Körper und Gewebe hat. So ist VEGF fähig, eine ganze Reihe von endothelzellabhängigen Signalen zu erzeugen. Diese sind dann involviert in das Überleben der Endothelzellen, der Proliferation und der Migration der Zellen. Diesen Einfluss auf zellulärer Ebene findet man sowohl in vivo als auch in vitro. Der Effekt von Anti-VEGF ist inzwischen klinisch bei der AMD klar belegt. Zahlreiche Studien und auch experimentelle Studien verweisen auf die antiangiogenetische Wirkung von VEGF-Inhibitoren (Browning et al. 2008). Weniger ist bekannt über die Beeinflussung der physiologischen Rolle von VEGF im Auge durch eine VEGF-Hemmung, vor allem bei einer Langzeittherapie.

Welche Wirkspiegel der Anti-VEGF-Hemmer sind intraokulär und systemisch nach der IVI nachweisbar?

Zu Beginn der Anwendung von Anti-VEGF-Hemmern bestand die Meinung, dass in das Auge gegebenes Anti-VEGF keine systemische Wirkung durch die »Abschirmung« des Auges vom Kreislauf z. B. durch die Blut-Retina-Schranke hat. So bestand lange Zeit unter den Anwendern ein Unwissen darüber, ob Anti-VEGF nach intravitrealer Gabe systemisch in einer Dosierung zu finden ist, die eine Wirkung hervorrufen kann und ob mit einer Herunterregulation von physiologischen Aktivitäten des VEGF an anderen Organen zu rechnen ist. Auch kann nicht direkt nachgewiesen werden, welche Wirkung die VEGF-Blockade auf okuläre, speziell retinale Strukturen bzw. Zellen langfristig hat.

Um eine Wirkung von Medikamenten zu erzielen, ist der Nachweis der Höhe eines Wirkspiegels wichtig und die Zeit, bis sich ein Medikament am Wirkort wieder abgebaut hat. Bei Medikamenten, die oral oder intravenös verabreicht werden, können jederzeit Blutspiegel Informationen liefern, nicht aber bei der intravitrealen Gabe eines Medikaments. Um die Sicherheit von Medikamenten zu prüfen und auch zum Nachweis von Wirkspiegeln am Ort, sind bis heute meist noch Versuche an Tieren notwendig. So wurde nachgewiesen, dass z. B. bei einer Gabe von 1,25 mg Bevacizumab (Avastin) etwa 0,31 mg/ml im Glaskörper gefunden werden, bei einer Annahme eines Flüssigkeitsvolumens von 4 ml (Carneiro et al. 2009). Bei dem Medikament Ranibizumab wurde bei einer Gabe von 0,5 mg intravitreal 0,125 mg/ml im Glaskörper gefunden (Hussain et al. 2007).

Ziemssen et al. (2008) untersuchten in einer kleinen klinischen Studie die Wirkung einer einmaligen intravitrealen Gabe von Bevacizumab auf den Blutdruck von hypertensiven Patienten, die wegen einer exsudativen AMD oder nach Zentralvenenverschluss behandelt wurden. Bei zwei der 14 Patienten untersuchten sie auch den Gehalt an Bevacizumab im Serum und korrespondierend dazu die Höhe des VEGF-A-Spiegels. So konnte der höchste Serumspiegel bei beiden Patienten nach ca. einer Woche gefunden werden (ca. 60–85 ng/ml), der Abfall des Spiegels verlief dann individuell. Bei einem der Patienten war erst annähernd nach 14 Tagen kein Serumspiegel von Bevacizumab mehr nachweisbar. Der Blutspiegel des Wachstumsfaktors VEGF-A fiel um das 3- bis 5fache des Ausgangswerts. Es gibt allerdings bisher keine Bewertung, ob diese Veränderung des VEGF-A-Spiegels z. B. organspezifische Wirkungen haben kann. Die Autoren wünschen sich daher Untersuchungen zu diesem Tatbestand. Für das Medikament Ranibizumab sind Serumspiegel um 150 ng/ml beschrieben (Gaudreault et al. 2005). Bekannt ist für Ranibizumab allerdings eine kürzere Halbwertzeit im Vergleich zu Bevacizumab.

Ist eine Wirkung von Anti-VEGF-Hemmern bei intravitrealer Gabe auch außerhalb des Augen nachweisbar oder zu erwarten?

Die meisten Informationen zu systemischen Nebenwirkungen sind bekannt durch klinische Studien zur intravenösen Behandlung von Tumorpatienten mit Bevacizumab. Systemische Nebenwirkungen waren arterielle Thrombosen, gastrointestinale Perforationen, Blutungen, hypertensive Krisen oder das nephrotische Syndrom (Übersicht bei Nicholson u. Schachat 2010). Da die systemisch gefundenen Dosierungen von Anti-VEGF-Hemmern nach intravitrealer Gabe um ein Vielfaches niedriger sind (ca. 400fach geringer), ist ein derartig ausgeprägtes Nebenwirkungsspektrum nicht zu erwarten. Die meisten Daten zur Sicherheit der Anti-VEGF-Hemmer stammen aus klinischen Studien mit AMD-Patienten. Mit der Behandlung des diabetischen Makulaödems wird nun eine weitere, möglicherweise kränkere Patientenpopulation eingeschlossen. Die Population der Diabetiker ist in der Regel jünger als die AMD-Patienten,

weist aber mehr Herz- und Nierenerkrankungen auf (s. hierzu auch Kap. 9) und auch der oku-
lare Status ist unterschiedlich. Umso wichtiger erscheinen langfristige Sicherheitsstudien, die
auch bereits jetzt von einigen Autoren gefordert werden (Nicholson u. Schachat 2010; Ziemssen
et al. 2008). Gefordert werden Daten aus Langzeitstudien, da vermutet wird, dass Nebenwirkungen zwar selten, aber individuell und langfristig auftreten werden und sich in den Neben-
wirkungsprofilen der Studien nicht widerspiegeln. Die Autoren raten daher, sich aus kurzfristig
erhaltenen Daten nicht »einlullen« zu lassen (Nicholson u. Schachat 2010). Um derartige Daten
(»beyond the studies«) zu erhalten, ist es wichtig, die Art der Nebenwirkungen auf die zu be-
handelnde Diagnose klarer zu definieren, was eine zeitaufwendige, nur schwer praktizierbare
Angelegenheit ist. Es ist daher verständlich, dass sich nur wenige Autoren oder Wissenschaftler
damit befassen. Eine Studie, für die eine solche Mühe aufgebracht wurde, kommt von der Tü-
binger Bevacizumab-Studiengruppe (Ziemssen et al. 2008). Die Autoren untersuchten – wie
oben bereits erwähnt – den Effekt einer einmaligen Bevacizumab-Gabe intravitreal bei 14 Patienten (s. oben) auf den systolischen und diastolischen Blutdruck. Sie verweisen auf kardiologische Erkenntnisse, dass eine einzelne Messung des Blutdrucks nicht ausreichend ist und
führten ein 24-Stunden-Monitoring durch. Während die Höhe des systolischen und diastolischen Blutdrucks sich im Mittel von der Kontrollgruppe nicht signifikant unterschied, fanden
die Autoren aber eine signifikante Änderung bei den nächtlichen Werten. Während sich vor der
intravitrealen Injektion 3 sog. Non-Dippers (fehlender nächtlicher Blutdruckabfall um weniger
als 10% zum mittleren Tageswert) unter den 14 untersuchten Patienten fanden, waren es nach
der Injektion 9 Patienten (p=0,006). Die Autoren fragen, inwieweit sich das Risiko des fehlenden
nächtlichen Blutdruckabfalls, die individuell gefundenen erhöhte HR und der Pulsdruck sich
mit einzelnen Blutdruckspitzen addieren und welchen Effekt wiederholte Behandlungen haben.
Nicht untersucht wurden Diabetiker, bei denen sich diese Fragen noch intensiver stellen sollten.
Über die Akkumulation von Risiken, dass ein Schlaganfall oder ein kardiovaskuläres Ereignis
eintreten kann, wird im kardiologischen Bericht näher eingegangen.

Bisher nicht untersucht und auch nicht Gegenstand von weiteren Beobachtungen, ist die
Tatsache, dass VEGF in seiner Gesamtheit (alle Isofomen) herunterreguliert werden. Ziemssen
et al. (2008) konnten dies beispielhaft bei zwei Patienten zeigen. Aber auch Sugimato et al.
(2003) untersuchten die Neutralisation der zirkulären systemischen VEGF durch die Gabe von
Anti-VEGF-Antikörpern oder durch die Gabe des VEGF-Rezeptors und die dadurch entste-
henden Effekte z. B. an einem Organ, das auf die Anwesenheit von VEGF besonders angewiesen
ist – die Niere. Es fanden sich im Tierversuch bei Mäusen bei intravitrealer Gabe in 3,25 pico-
mol/l Anti-VEGF (Äquivalent zu 65 picogramm/ml im normalen Plasma) auffallende Veränderungen im Bereich des glomerulären Epithels. Die Tiere zeigten als Ausdruck einer verminderten Filtrationsrate der Niere eine Proteinurie. In den morphologischen Schnitten konnte
gezeigt werden, dass die Fenestration der glomerulären Kapillaren deutlich reduziert waren.
Dieser Versuch verdeutlicht die Wichtigkeit eines physiologischen VEGF-Spiegels im Körper.
Ist also bei Diabetikern mit eingeschränkter Nierenfunktion die Dauertherapie möglich? Sind
Therapiepausen zur Erholung des für Gewebe notwendigen VEGF-Spiegels notwendig? Alternativ ist zu prüfen, ob nicht auch die für die AMD geprüfte Booster-Therapie (Level-Studie) bei
der Behandlung von Diabetikern mit einem erhöhten Risikoprofil sinnvoll ist. Bei dieser Therapie wird zunächst ein Pan-VEGF-Hemmer angewendet, dann eine Bewahrungstherapie mit
dem selektiven VEGF-Hemmer Pegaptanib durchgeführt (Friburg et al. 2010).

Ähnliche Veränderungen wie für die Niere beschrieben lassen sich an der Choroidea des
Auges nachweisen, wie im folgenden Absatz zu Untersuchungen der Wirkung auf okuläres
Gewebe berichtet wird.

Wirkung und Nebenwirkung von VEGF-Hemmern im Augengewebe aus zellbiologischer und physiologischer Sicht

Bei Zulassungsstudien von Medikamenten ist der Nachweis fehlender Zytotoxizität von Substanzen immer ein primäres und gefordertes Ziel. Bei diesen Untersuchungen werden in der Regel aber keine okulären Zellen eingesetzt. So ist es naheliegend, dass in der jüngeren Vergangenheit viele Untersuchungen mit okulären Zellkulturen oder mit Gefäßendothelzellen durchgeführt wurden. Costa et al. berichten 2009 über eine Studie, bei der die Medikamente Ranibizumab und Bevacizumab miteinander verglichen werden. Untersucht wurde die Zytotoxizität, die Apoptoseentwicklung (Zelltod), der Einfluss auf Proliferation (Zellteilung), Migration (Wanderung) von humanen mikrovaskulären Endothelzellen (HMSC). Weder Ranibizumab noch Bevacizumab zeigten sich zytotoxisch, noch beeinflussten sie die metabolische Aktivität der Zellen. Ähnliche Resultate zeigten Zellkulturteste mit retinalen Pigmentepithelzellen für Pegaptanib, Bevacizumab und Ravibizumab im Vergleich (Spitzer et al. 2007).

Die Zellkulturstudie mit HMSC zeigte allerdings weiterhin, dass bei den »klinischen Dosen« die Anzahl der apoptotischen Zellen gegenüber den Kontrollen verdreifacht war. Dieses Bild galt für beide Medikamente. Die Zellteilung war ebenfalls signifikant reduziert mit beiden Substanzen gegenüber der Kontrolle (klinische Dosierungen). Ein Unterschied fand sich bei der Migration von Zellen, die mit einem Transwell-Assay untersucht wurden. Hier war ein stärkerer Effekt von Bevacizumab (Avastin) gegenüber Ranibizumab (Lucentis) sichtbar (p=0,03 für 0,25 mg/ml Bevacizumab vs. 0,125 mg/ml Ranibizumab). Die Herunterregulation von VEGF-Expression der Zellen und des phosphorylisierten VEGFR-2-Rezeptors war mit beiden Substanzen zu beobachten. Auffällig war lediglich, dass das phosphorylierte Erk nur signifikant reduziert war nach der Behandlung der Zellen mit Bevacizumab. Die Untersuchungen zeigen, dass sowohl für Bevacizumab als auch für Ranibizumab antiangiogenetische Eigenschaften klar nachweisbar sind, dass jedoch Unterschiede in den Effekten und der Stärke messbar sind. Deswegen scheint es sinnvoll, insbesondere beim Einsatz von Bevacizumab dessen Einfluss und Effekte beim klinischen Einsatz zu untersuchen.

Ganz ähnliche Untersuchungen wurden von Carneiro et al. (2009) publiziert, die den Einfluss von allen drei VEGF-Hemmern (Bevacizumab, Ranibizumab, Pegaptanib) auf humane Endothelzellen der Nabelschur (HUVEC) untersuchten. Alle drei Medikamente reduzieren die Expression des VEGF-Rezepors 2 (Bevacizumab 66%, Ranibizumab 78%, Pegaptanib 86%) und reduzieren die Proliferation der Zellen. Signifikant auffällig war, dass nur Ranibizumab und Bevacizumab in höheren klinischen Dosierungen (Bevacizumab 0,25 und 2,5 mg; Ranibizumab 0,6 mg) die Migration und die Entwicklungen von gefäßähnlichen Strukturen hemmen, nicht aber Pegaptanib, was für die selktive Wirkung des VEGF-Hemmers passt (Carneiro et al. 2009). Auch Klettner et al. (2008) zeigten Unterschiede in der Wirkung der Anti-VEGF-Hemmer in der Neutralisation von VEGF die in RPE-Zellkulturüberständen mit stärkster Wirkung durch Bevacizumab erzielt wird.

Den Effekt der neuroprotektiven Wirkung des Wachstumsfaktors VEGF wurde in einem Tierversuch sehr deutlich demonstriert. So berichtete Inan et al. (2007) über eine Versuchsreihe mit Ratten, die einmalig eine Dosis von 1,25 mg Bevacizumab oder 3 mg intravitreal erhielten. Das Kontrollauge war das jeweilige andere Auge der Ratte und erhielt lediglich eine Salzlösung injiziert. Die Untersuchungen der Ratten erfolgten am Tag 14 und 28 nach der Injektion, und um toxische Nebenwirkungen an der Retina und den verschiedenen retinalen Zellen nachweisen zu können, wurde entweder ein Elektroretinogramm (ERG) oder ein VEP durchgeführt. Die histologischen Untersuchungen erfolgten nach Enukleation lichtmikroskopisch und elektronenmikroskopisch. Bei der Untersuchung der ERG-Ableitung zeigten sich keine signifikanten Änderungen in der A- und B-Welle, sowohl in den behandelten als auch in den Kontrollaugen. Mikroskopisch fand man in den histologischen Schnitten der enukleierten Augen einzelne Vakuolenbildungen in den inneren Segmenten der Photorezeptoren, sowohl in der zentralen als auch in der peripheren Netzhaut der behandelten Ratten. Die elektronenmikroskopischen Untersuchungen zeigten demgegenüber eine Schwellung und unter anderem auch Zerreißungen der Mitochondrien in den inneren Segmenten der Photorezeptoren. Außerdem zeigten einzelne Mitochondrien deutlich aufgeweitete Cristae. Die Außensegmente der Photorezeptoren zeigten eine regelrechte ultrastrukturelle Morphologie. Andere Pathologien innerhalb der Netzhaut waren nicht aufzuweisen. Auch immunhistochemisch konnte man die Veränderung an dem Innenbereich der Photorezeptoren mit atrophischen Prozessen in Zusammenhang bringen. So waren intensive positive Färbungen für Caspase-3 und Caspase-9 sowie für das Wachstumsprotein (EAX-Protein) bei allen behandelnden Augen zu finden. Bewertet wird nicht, inwieweit die an den Photorezeptoren gefundenen morphologischen Veränderungen auch reversibel sein können und ob bei einer wiederholten und Langzeittherapie eine Schädigung möglich wäre. Erklärungsmechanismen für diese Schädigungen werden nicht gegeben, jedoch wird die Injektion eigentlich als nicht toxisch eingestuft. Es erscheint daher wichtig, den Begriff Toxizität in Zusammenhang mit der Anti-VEGF-Wirkung spezifischer zu definieren.

Die wesentlichen Zielorgane sind die Gefäße und so konnte nach einer Injektion von Bevacizumab in Affenaugen das Molekül in den Gefäßwänden und auch im Lumen der chorioidalen Gefäße nachgewiesen werden (Heiduschka et al. 2007). Auch fand sich bis zum Untersuchungsendpunkt nach 7 Tagen ein Nachweis für die Anreicherung in den Außensegmenten der Photorezeptoren, was für die starke Penetration in die Retina spricht, möglicherweise aber auch die Veränderungen in den Photorezeptoren hervorruft. Auch die Morphologie der Choriocapillaris ist verändert und zeigt reduzierte Fenestration (Peters et al. 2007).

Physiologischerweise wird VEGF vom retinalen Pigmentepithel nach basal sezerniert und ist für die Gefäßentwicklung und Bewahrung notwendig (Marneros et al. 2005). Wird kein VEGF exprimiert, so kommt es zu starken Veränderungen im Bereich der Photorezeptoren und des RPE, wie im Mausmodell mit Knock-down-Mäusen nachgewiesen werden konnte (Marneros et al. 2005)

Welche Rolle spielt VEGF im retinalen Gewebe bzw. Augengewebe?

Das Auge ist generell dadurch gekennzeichnet, dass es in vielen Geweben postmitotisch und wenig regenerierbar ist. Hierzu zählen insbesondere die zellulären Bestandteile der Retina, wie das retinale Pigmentepithel, die Ganglienzellen und andere. Daher könnte man annehmen, dass dieses Gewebe weniger auf Wachstumsfaktoren angewiesen ist wie andere Gewebe, in denen eine ständige Regeneration erforderlich ist. Die Wachstumsfaktoren sind nicht immer nur – wie der Name Wachstumsfaktor fälschlicherweise vermuten lassen könnte – für Regeneration, Proliferation und Wachstum zuständig, sondern sie haben häufig eine multifaktorielle Bedeutung. So sind sie auch sog. Überlebensfaktoren für Zellen und Gewebe (Survival-Faktoren); hinzu kommt, dass Wachstumsfaktoren in »Familien« zusammengeschlossen sind, wie im Teil I für VEGF dargestellt wurde. Fast täglich entdeckt die Wissenschaft neue »Familienmitglieder« und Funktionen dieser Isoformen oder der Splicing-Formen. Für VEGF gibt es sechs relativ gut charakterisierte Isoformen, die zwar prinzipiell eine ähnliche Wirkung haben, sich aber in einzelnen Funktionen unterscheiden.

Rein theoretisch macht es Sinn, die physiologische Wirkung von VEGF-Isoformen zu bewahren und die hauptsächlich pathologische Form in der diabetischen Retinopathie VEGF 165/164 zu inhibieren. Ob dies auch einen ausreichend klinischen Effekt hat, muss untersucht werden. Für eine Langzeitbehandlung, gerade bei Diabetikern, scheint jedoch für diese eine Rationale zu bestehen. Hierzu wäre zu untersuchen, inwieweit die verbleibenden, nichtblockierten VEGF-Formen, wie VEGF 120, ein bestehendes Potential für das diabetische Makulaödem haben. Es sollte weiter definiert werden, welche Rolle das protektive Potential der Isoformen am Auge spielt.

Erst seit kurzem wurde über mögliche protektive Rollen von VEGF berichtet. Anlass hierfür war, dass man in normalen neuronalen Zellen in der Retina Rezeptoren für VEGF-A gefunden hat. Es konnte auch in Genexpressionsstudien gezeigt werden, dass sowohl im Gehirn, im Myokard und auch in der Retina VEGF-A und auch andere hypoxieinduzierte Proteine, wie z. B. Erythropoietin hochreguliert werden, auch wenn nur kurze ischämische Episoden auftreten (zur Übersicht s. Nishijima et al. 2007). So ist anzunehmen, dass die Behandlung mit VEGF-A-Inhibitoren auch eine mögliche Neuroprotektion in der Retina verhindert, insbesondere wenn es sich um ischämische Augenerkrankungen handelt. Nishijima et al. (2007) konnten dieses in einem Ischämie-Rattenmodell zeigen. Bei den Tieren wurde für 60 Minuten durch eine Ligation der retinalen Gefäße im Bereich des Sehnervs eine 60-minütige Ischämie erzeugt. Nach der Perfusion der Retina konnten dann ca. 3 bis 6 Stunden später erste apoptotische Zellen im Bereich der Ganglien-Zell-Layer und der inneren neuronalen Layer gefunden werden. Die Zahl der apoptotischen Zellen nahm nach 12 bzw. 24 Stunden zu. In der ONL fanden sich nur wenig apoptotische Zellen. Wurde den Ratten kurz nach Reperfusion intravitreal VEGF-A injiziert, konnte man 24 Stunden später eine deutliche Reduktion der apoptotischen Zellen im Vergleich zu der Kontrollgruppe erkennen. Es wurde dabei VEGF 120 und VEGF 164 injiziert. Eine Nebenbeobachtung war, dass bei der Injektion von VEGF 124 in höheren Dosen neben der Neuroprotektion auch ein verstärktes Ödem und Blutungen im Bereich der Retina auftreten können, was für den zunehmenden pathologischen Effekt dieses VEGF spricht (Gefäßleckage, Blutungen). Es konnte hierbei gezeigt werden, dass sowohl im Bereich der Ganglienzellschicht als auch in der inneren nukleären Schicht beide VEGF-Isoformen eine protektive Rolle übernehmen. Die nach VEGF-164 gesehenen Nebenwirkungen konnten bei VEGF-120-Behandlungen nicht gesehen werden. Hier zeigt sich ein möglicherweise stärkerer protektiver Effekt von VEGF-120 gegenüber dem pathologischen Effekt von VEGF-165.

Sind heute Konsequenzen für eine Langzeittherapie aus der zellbiologischen Informationslage zu ziehen?

Noch liegen uns keine Erfahrungen zur längerfristigen Behandlung bei Diabetikern mit Pegaptanib und Ranibizumab außerhalb der Zulassungsstudien vor. Es ist allerdings zu erwarten, dass zeitnah Richtlinien zur Behandlung des diabetischen Makulaödems erstellt werden. Wünschenswert wäre, wenn langfristig auch Erkenntnisse aus den außerhalb der Zulassungsstudien publizierten Erfahrungen und den zellbiologischen Untersuchungen mit in die Bewertung der VEGF-Hemmer einfließen. Dies ist sicherlich nicht einfach, scheint jedoch gerade vor dem Hintergrund sinnvoll, dass bei der Behandlung diabetischer Augen möglicherweise mehr Aufmerksamkeit den Wirkungen der Anti-VEGF-Hemmer außerhalb des Zielpunktes der Antiangiogenese gelegt werden muss. Hussain et al. (2010) fassten die zu berücksichtigenden Aspekte wie folgt zusammen:

- Bei der Anti-VEGF-Hemmung handelt es sich um eine Langzeittherapie mit wiederholten Injektionen.
- Das systemische Risiko für eine Langzeitbehandlung bleibt zu definieren, ebenso wie der Endpunkt der Behandlung.
- Die Wirkung »außerhalb« der Antiangiogesebehandlung von VEGF-Hemmern bleibt zu definieren (Retinatoxizität durch kumulative Dosierung, Einfluss auf physiologische Funktionen von VEGF im Auge).
- Ökonomische Aspekte der Behandlung.

Aus dem Review verschiedener Untersuchungen aus der Klinik, aus Tier- und Zellkulturversuchen ist klar ersichtlich, dass alle drei in Anwendung befindlichen VEGF-Hemmer nachweislich eine Wirkung auf die Angiogenese haben. Ein kardiologisches Risiko-Screening scheint individuell sinnvoll. Die Situationen, in denen eine differenzierte Behandlung mit einem Pan-VEGF-Hemmer (Ranibizumab) oder einem selektiven VEGF-Hemmer (Pegaptanib) sinnvoll ist, sollten näher untersucht und definiert werden. Hierzu sind ggf. zellbiologisch gemessenen Effekte hilfreich. Inwieweit sich der Einsatz von Bevacizumab, insbesondere bei diabetischen Augen, als sinnvoll im Vergleich zu den zugelassenen Medikamenten empfiehlt, bleibt kritisch zu hinterfragen, da vor allem für diesen VEGF-Hemmer stärkere Effekte auf das okuläre Gewebe gefunden wurden. Neben den Informationen aus klinischen Studien sollten Informationen aus Tiermodellen oder Zellkulturversuchen Berücksichtigung finden, auch wenn eine direkte Übertragung auf das menschliche System nicht möglich ist.

Literatur

Aiello LP, Edwards AR, Beck RW, Bressler NM, Davis MD, Ferris F, Glassman AR, Ip MS, Miller KM (2010) Diabetic Retinopathy Clinical Research Network. Factors associated with improvement and worsening of visual acuity 2 years after focal/grid photocoagulation for diabetic macular edema. Ophthalmology 117: 946–953

Aiello LP, Pierce EA, Foley ED, Takagi H, Chen H, Riddle L, Ferrara N, King GL, Smith LE (1995) Suppression of retinal neovascularization in vivo by inhibition of vascular endothelial growth factor (VEGF) using soluble VEGF-receptor chimeric proteins. Proc Natl Acad Sci USA 92: 10457–10461

Browning AC, Dua HS, Amoaku WM (2008) The effect of growth factors on the proliferation and in vitro angiogenesis of human macular inner choroidal endothelial cells. Br J Ophthalmol 92: 1003–1008

Carneiro A, Falcao M, Pirraco A, Milheiro-Oliveira P, Falcao-Reis F, Soares R (2009) Coparative effects of bevacizumab, ranibizumab, pegaptanib at intravitreal dose range on endothelial cells. Exp Eye Res 88: 522–527

Costa R, Carneiro A, Rocha A, Pirraco A, Falcao M, Vasques L, Soares R (2009) Bevacizumab and ranibizumab on microvascular endothelial cells: A comparative study. J Cell Biochem 108: 1410–1417

Cunningham ET Jr, Adamis AP, Altaweel M et al.; Macugen Diabetic Retinopathy Study Group (2005) A phase II randomized double-masked trial of pegaptanib, an anti-vascular endothelial growth factor aptamer, for diabetic macular edema. Ophthalmology 112: 1747–1757

Diabetic Retinopathy Clinical Research Network (2008) Randomized trial comparing intravitreal triamcinolone acetonide and focal/grid photocoagulation for diabetic macular edema. Ophthalmology 115: 1447–1459

Early Treatment Diabetic Retinopathy Study Research Group (1985) Photocoagulation for diabetic macular edema. Early Treatment Diabetic Retinopathy Study report number 1. Arch Ophthalmol 103: 1796–1806

Erickson KK, Sundstrom JM, Antonetti DA (2007) Vascular permeability in ocular disease and the role of tight junctions. Angiogenesis 10: 103–117

Friburg TR, Tolentino M, LEVEL Study Group, Weber P, Patel S, Campbell S, Goldbaum M (2010) Pegaptanib sodium as maintenance therapy in neovascular age-related macular degeneration: the LEVEL study. Br J Ophthalmol 94: 1611–1617

Furguson TA, Apte RS (2008) Angiogenesis in eye disease: immunity gained or immunity lost? Semin Immunopathol 30: 111–119

Gandreault J, Fei D, Rusit J, Suboc P, Shin V (2005) Preclinical pharmacokinetics of Ranibizumab (Ahu Fab V2) after a single intravitreal administration. Invest. Ophthalmol Vis Sci 46: 726–733

Heiduschka P, Fietz H, Hofmeister S et al.; The Tübingen Bevacizumab Study Group (2007) Penetration of bevacizumab through the retina after intravitreal injection in the monkey. Invest Ophthalmol Vis Sci 48: 2814–2823

Hussain N, Ghanekar Y, Kaur J (2007) The future implications of anti-vascular endothelial growth factor therapy in ophthalmic practise. Indian J Ophthalmol 55: 445–450

Inan ÜÜ, Avci B, Kusbeci T, Kaderli B, Avci R, Temel SG (2007) Preclinical safety evaluation of intravitreal injection of full-length humanized vascular endothelial growth factor antibody in rabbit eyes. Invest Ophthalmol Vis Sci 48: 1773–1781

Joussen AM, Smyth N, Niessen C (2007) Pathophysiology of diabetic macular edema. Dev Ophthalmol 39: 1–12

Klettner A, Roider J (2008) Comparison if Bevacizumab, Ranibizumab and Pegaptanib in vitro: efficiency and possible additional pathways. Invest Ophthalmol Vis Sci 49: 4523–4527

Marneros AG, Fan J, Yokoyama Y, Gerber HP, Ferrara N, Crouch RK, Olsen BR (2005) Vascular endothelial growth factor expression in the retinal pigment epithelium is essential for choriocapillaris development and visual function. Am J Pathol 167: 1451–1459

Massin P, Bandello F, Garweg JG, Hansen LL, Harding SP, Larsen M, Mitchell P, Sharp D, Wolf-Schnurbusch UE, Gekkieva M, Weichselberger A, Wolf S (2010) Safety and efficacy of ranibizumab in diabetic macular edema (RESOLVE Study): a 12-months randomized controlled double-masked multicenter phase II study. Diabetes Care 33: 2399–2405

Mitchell P, Korobelnik JF, Lanzetta P, Holz FG, Prünte C, Schmidt-Erfurth U, Tano Y, Wolf S (2010) Ranibizumab (Lucentis) in neovascular age-related macular degeneration: evidence from clinical trials

Nicholson BP, Schachat AP (2010) A review of clinical trials of anti-VEGF agents for diabetic retinopathy. Graefes Arch Clin Exp Ophthalmol 248: 915–930

Nishijima K, Ng YS, Zhong L et al. (2007) Vascular endothelial growth factor-A is a survival factor for retinal neurons and a critical neuroprotectant during the adaptive response to ischemic injury. AJP 171: 53–67

Peters S, Heiduschka P, Julien S, Ziemssen, F, Fietz H, Bartz-Schmidt KU, Schraermeyer U (2007) Ultrastructural findings in the primate eye after intravitreal injection of bevacizumab. Am J Ophthalmol 143: 995–1002

Resnikoff S, Pascolini D, Etya'ale D, Kocur I, Pararajasegaram R, Pokharel GP, Mariotti SP (2004) Global data on visual impairment in the year 2002. Bull World Health Organ 82: 844–851

Schmidt-Erfurth U (2010) Clinical safety of renibizumab in age-related macular degeneration. Expert Opin Drug Saf Evaluation 9: 149–165

Simó R, Carrasco E, García-Ramírez M, Hernández C (2006) Angiogenic and antiangiogenic factors in proliferative diabetic retinopathy. Curr Diabetes Rev 2: 71–98

Spitzer MS, Yoeruck E, Sierra A, Wallenfels-Thilo B, Schraermeyer U, Spitzer B, Bartz-Schmidt K, Szurman P (2007) Comparative antiproliferative and cytotoxic profile of bevacizumab (Avastin), pegaptanib (Macugen) and ranibizumab (Lucentis) on different ocular cells, Graefes Arch Clin Exp. Ophthalmol 245: 1937–1842

Stefánsson E (2001) The therapeutic effects of retinal laser treatment and vitrectomy. A theory based on oxygen and vascular physiology. Acta Ophthalmol Scand 79: 435–440

Sugimato H, Hamamo Y, Charytan D, Cosgrove D, Kieran M, Sudhakar A, Kalluri R (2003) Neutralization of circulating vascular endothelial growth factor (VEGF) by anti-VEGF antibodies and soluble VEGF receptor 1 (sFlt-1) induces proteinuria. J Biol Chem 278: 12605–12608

Wang X, Wang G, Wang Y (2009) Intravitreous vascular endothelial growth factor and hypoxia-inducible factor 1a in patients with proliferative diabetic retinopathy. Am J Ophthalmol 148: 883–889

Wang Y, Fei D, Vanderlaan M, Song A (2004) Biological activity of bevacizumab, a humanizied anti-VEGF antibody in vitro. Angiogenesis 7: 223–345

Wu L, Martinez-Castellanos MA, Quiroz-Mercado H, Arevalo JF, Berrocal MH, Farah ME, Maia M, Roca JA, Rodriguez FJ, Pan American Collaborative Retina Group (PACORES) (2008) Twelf-month safety of intravitreal injections of bevazicumab (Avastin); results of the Pan American Collaborative Retina Group (PACORES). Graefes Arch Clin Exp Ophthalmol 246: 81–87

Ziemssen F, Zhu Q, Peters S, Grisanti S, ELW ar dani M, Szurman P. Bartz-Schmidt KU, Tuebingen Bevacizumab Studygroup, Ziemssen T (2008) Intensified monitoring of circadian blood pressure and heart rate before and after intravitreous injection of bevacizumab: preliminary findings of a pilot study. Int Ophthalmol 29: 213–224

Printing and Binding: Stürtz GmbH, Würzburg

Th. Dietlein, G. K. Krieglstein, P. Wiedemann

Glaukom und Makula 2010

Mit freundlicher Empfehlung von

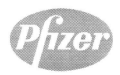

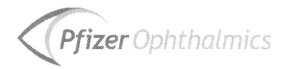

Printed in the United States
By Bookmasters